读本草说中药

谢志伟 题

赵中振 著

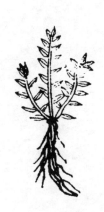

中国中医药出版社
· 北京 ·

图书在版编目（CIP）数据

读本草说中药 / 赵中振著. — 北京：中国中医药
出版社，2014.9
ISBN 978-7-5132-1972-3

I. ①读… II. ①赵… III. ①中药学－基本知识
IV. ①R28

中国版本图书馆CIP数据核字（2014）第171233号

中 国 中 医 药 出 版 社 出 版
北京市朝阳区北三环东路28号易亨大厦16层
邮政编码　100013
传真　010 64405750
廊坊成基包装装潢有限公司
印刷
各地新华书店经销
开本　710×1000　1/16　印张　20　字数　278千字
2014 年 9 月第 1 版　2014 年 9 月第 1 次印刷
书　号　ISBN 978-7-5132-1972-3
*
定价　79.00 元
网址　www.cptcm.com

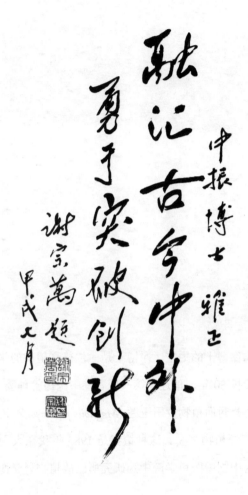

融汇古今中外
勇于突破创新

中振博士 雅正

谢宗万 题
甲戌七月

○ 此为恩师谢宗万教授题字，也是我人生的座右铭（1994 年 7 月）

封面题字是谢志伟博士的墨宝。谢博士是一位德高望重的学问家、教育家，曾在香港浸会大学担任校长 30 年，他还是第一任香港中医药管理委员会主席。

《读本草说中药》封面植物罗田玉兰 (*Magnolia pilocarpa* Z. Z. Zhao et Z. W. Xie)，是常用中药辛夷的资源植物之一。这种植物是 1983 年我在大别山区湖北境内发现的新种。植物墨线图为中国中医科学院中药研究所已故植物科学画师冯增华以中国传统工笔技法所绘。

封底的李时珍木雕像，是台湾雕刻大师林金渊先生的作品，基材为 300 年的牛樟古木。本草读书会铜印由成都中医药大学王家葵教授篆刻，是本草读书会的徽记。

封底折口中的木刻植物图，为中药远志（别名小草），取自《本草纲目》初刻金陵版。远志也是我多年来使用的笔名。

序

一

　　赵中振教授钟情中医药事业三十余年，热爱专业与生活，波澜不惊。他对中草药的经典著述的科学内涵、自然生态以及其实际的疗疾应用，都充满着极大的热情，并进行了艰苦探索；多少年来跋山涉水，寻觅药草踪迹，探研究竟，坚守人生价值，足迹遍及祖国的山山水水、东南亚诸国乃至欧美南非，实地调查，取得了一系列成就。

　　赵中振教授不仅参与中国及美国药典和香港中草药管理的有关专业工作，还受命主编了《中华人民共和国药典：中药粉末显微鉴别彩色图谱》《当代药用植物典》等多种著作。尤其难能可贵的是他有一颗坚定的纯真之心，坚持走好每一步，有情趣，工作与生活都很自在。为普及中草药方面的知识，他应《大公报》之邀，完成了有关中草药的系列科学普及作品的写作，今又集结成书，名为《读本草说中药》，以飨广大读者，使公众皆可分享此有趣的中草药知识。在当今繁华人世中，本书体现了赵中振教授自己的心灵本相，显示了其真实的自我，十分可贵。

　　我与赵中振教授的业师、著名生药学家谢宗万教授相知多年。故人远去，今犹不尽哀思。往昔赵中振教授在日本东京药科大学攻读博士学位和创立在日中国学者医药协会的过程中，我们曾通信交流，今感犹如昨日。

　　我很欣赏他坚守人生价值的品质，活得自由与快乐。今该书行将出版，赵中振教授索序于我，谨录所感以应之。

中国科学院资深院士　陈可冀

2013 年初夏，时年八十三

序二

　　近三年来，中振经常会发送给我他在《大公报》中华医药专版发表的"读本草说中药"系列笔谈。我虽然专事本草研究三十多年了，但每次读过中振的新作，都令我耳目一新。这是因为中振的文章不仅贯穿古今，而且网罗中外，所以能使各方面的读者从中受益。我和中振订交 30 年，深知他之所以能在中药领域纵横捭阖，游刃有余，是因为他有着丰富多彩的学术经历。

　　中振于 1982 年毕业于北京中医药大学中药学院，旋即师从中国中医科学院著名的生药学家谢宗万研究员专攻中药鉴定。谢老师的学术特色是善于将现代植物学与中国传统本草学相结合，独辟蹊径，在中药品种考订上独树一帜。中振继承其师良好的学术传统，始终注重依托传统本草学知识，并运用现代科学知识与手段去进行发掘研究。

　　1987 年，中振又负笈东渡日本，数年后在日本东京药科大学获得药学博士学位。此后又在日本任访问学者，并担任日本星火产业汉方研究中心的主任研究员。海外求学与工作的经历，进一步开阔了他的学术眼界。1999 年中振到香港浸会大学工作之后，更是独当一面，把该校的中药教学开展得有声有色。这期间中振广游世界，深入调查了解各国的传统药物学，并将其与中国本草学相比较。经过 30 年的拼搏，中振现在已经成为蜚声国内外的著名学者。他不仅是中国药典委员会委员，而且也是美国药典委员会顾问，学术职务甚多。他主编的《当代药用植物典》（中英文版）等许多高水准的学术著作在国内外学术界好评如潮，并获得多项大奖。

但在日常生活中，中振又始终是极普通的一位北京"大男孩"。30年来，我们曾在北京同山学道，也曾相逢在日本、德国、韩国等地。但无论到哪里，平时他都身穿一身休闲运动服，脚蹬一双运动鞋，好像随时都准备爬山采药。他对植物的痴迷，对中药的热爱，使他焕发出了无穷的力量。更难能可贵的是，他把在学术上取得的丰厚硕果，精挑细选，再揉进他多年走南闯北所得到的丰富知识，在中药科普方面别有建树，写成了已形成中振品牌的"读本草说中药"专栏。

如今中振把在《大公报》陆续发表的中药笔谈结集为书，仍名之为《读本草说中药》。这本小书，如蜂酿蜜，融进了他读万卷书、行万里路的所见所闻与心得体会，其间的艰辛，只有我等师兄弟才能略知一二。该书文笔之清新与朴实，视角之广阔与贴近生活，足可以雅俗共赏。书中涉及许多有关中药发展的热点话题，也介绍了许多名药及其鉴别、运用的方法。例如"沉香"一文，中振不仅深入浅出地介绍了沉香的古今生产和鉴别的知识，还针对沉香"一香二茶三药材"的特点，将笔触扩大到沉香其他的用途，并配以精美的照片（多为他自己拍摄）。他把在世界各地访求所得的沉香见闻娓娓道来，美不胜收，引人入胜。

《读本草说中药》一书视野宽阔，其中具有丰富的药物学知识，还旁及与药物相关的历史渊源、产地名胜、动植物保护、药物研究前景等许多有趣的话题。我相信该书不仅对广大爱好中药的读者，就是对专门的中医药人员也会有所裨益。因此乐为之序。

中国中医科学院医史文献研究所教授 郑金生

2013年8月5日于北京

前言

2010 年春，《大公报》中华医药专版的蔡淑芬主编约我写个专栏，希望能以雅俗共赏的方式聊聊中药相关的话题。从何入手呢？我思忖再三，最终选择了"读本草说中药"这个主题。

之所以以此为题，主要是想针对中药发展进程中的一些热点话题，"以古今为纵坐标，以东西为横坐标"进行些比较；同时将自己的一些读书心得与工作实践中的感悟与读者分享，也算是我过去 30 年工作的梳理与总结吧。

每个月出一个专版，对我来说，除要完成已经排得很满的科研与教学日常任务外，的确不是一件易事。临到每月的交稿日期，很有紧迫之感。但热心读者的来信与期望，又催人思考，励人向上，令我欲罢不能。

转眼间 3 年多过去了，算来已经写了 30 个专论，十余万字的内容。文中一些内容也亮相于我所在大学开设的博客主页之上。

今将这些文章和过去写的其他有关文稿进行系统整理，修订了一些文字，补充了相应的图片，汇集成册，斗胆和盘托出，意在抛砖引玉，期望能与更多同道交流，结拜更多老师。

中医药的发展，需要全社会的参与，能有更多人了解中医药，将有助于推动

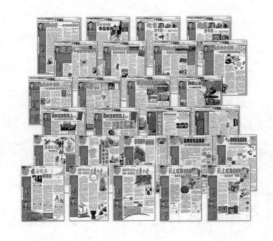

○ 《大公报》中华医药专版

这一事业的发展。借此小书，我还希望传递一种理念：创新勿忘本草源，中医药这一伟大的宝库中，还有很多宝有待我们去进一步发掘和利用。另一方面，中医药也是中国传统文化的重要组成部分。结合实践，学习中国本草，是一种享受，会受益无穷。

借此机会，我要感谢台湾中国医药大学的张永贤教授，他是一位勤于笔耕的楷模。1998 年我有幸与他相识，十几年来不断得到他的鼓励、鞭策与点拨。

感谢郑金生教授、郭平博士、陈虎彪博士、戴昭宇博士和本草读书会内外的其他朋友们，开设此专栏的过程中，我们的读书会先后开展了十二次读书活动，文中内容也浸透着同仁们的智慧。感谢洪雪榕女士、王文婷女士、梁鹂女士、刘靖女士等在书稿整理过程中提供的帮助。我还要特别感谢妻子胡梅博士，她是我文稿的第一校改人。

谨以此书献给我的本草研究启蒙恩师谢宗万教授。

赵中振

2014.5

目录

［国药探奇］

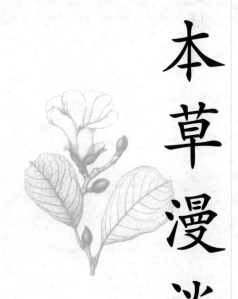

本草漫谈

潇潇风骨见精神

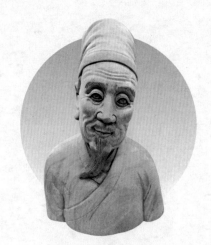

○ 李时珍木雕像

　　2012 年 1 月，我从台湾著名的木雕之乡苗栗县三义，迎来了一尊李时珍雕像。该雕像的创作者为台湾木雕界林氏三杰中的林金渊大师。林家原本为台湾普通的农户，父亲早逝，四兄弟中，老大种田持家，老二因左手疾患，干农活有困难，于是开始跟郑姓师傅学雕刻，沿袭师带徒的传承模式。此后老三、老四又跟二哥学艺，天资聪颖加上后天超人的努力，时至今日三兄弟个个出类拔萃，蜚声岛内外。林金渊先生在家中排行第三，14 岁开始学艺，身心浸淫于木雕艺术 40 年。他因材施艺，作品以把握人物的内心世界并融入中国的传统文化见长。

　　李时珍雕像这件作品，远观，似一尊泥塑；近看，道道年轮凸显了历史的沧桑。所塑造的主人公面容慈祥，目光深邃、坚毅，富有强烈的艺术感染力。

[肖像由来]

李时珍（公元 1518～1593 年）是明代伟大的医药学家。郭沫若曾用"医中之圣"概括其对中国医药学的伟大贡献。李时珍一生历尽艰辛，27 年间为编著《本草纲目》殚精竭虑。书稿完成后的十年又为其出版而四处奔走。可惜在他临终前仍未能看到为之奋斗一生的著作出版。李时珍以区区个人之力，树立起中国古代本草学上的一座丰碑，其光辉业绩与不屈精神为世人敬仰。

这尊李时珍的木雕像原材是牛樟。牛樟属高大乔木，高可达 30 米，胸径可达 0.65 米，分布于中国台湾及福建、广东、广西等省区，目前，野生者已十分罕见。牛樟木材硬度适中、纹理致密；因富含挥发油而免于虫蛀，是塑造历史人物的绝佳选材。牛樟古木缓缓释放的阵阵清香，沁人心脾，传达着生命的气息。李时珍雕像层次丰富，古朴典雅，又洋溢着浓厚的民族风情，是对李时珍传神的展示，堪称李时珍雕塑作品中的上乘佳作。它蕴含着台湾艺术家真挚情感，是一件无可复制的艺术品。

提到古人的雕像或画像，人们往往会提出这样的问题："像不像？"对于李时珍的艺术肖像也不例外。

李时珍经典形象的由来，要追溯到 20 世纪 50 年代。

1951 年，在维也纳世界和平理事会上，李时珍被评选为古代世界文化名人之一。前苏联莫斯科大学的大楼内，准备镶嵌世界著名科学家的肖像（详见下册"寻旧探新苏俄行"一文）。苏方向中国政府寻求李时珍像原型，但中国历史上无论史书还是李时珍的故乡，都没有留下李时珍的真人实像。关于李时珍形象的描述，有据可考的只有明代大文豪王世贞在《本草纲目》序言中提到的寥寥数语："睟然貌也，癯然身也，津津然谈议也。真北斗以南一人。"用现代语言讲，就是面容温润祥和，清瘦俊秀，聪颖健谈，乃天下奇才。时任中国科学院院长的郭沫若委托著名国画家蒋兆和先生创作一幅李时珍的画作。蒋兆和随后以其岳父、

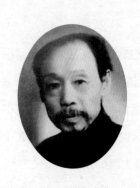
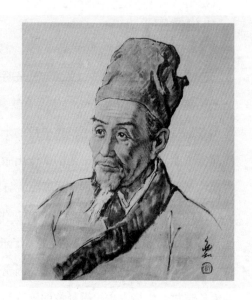

○ 萧龙友像（左）
李时珍像（蒋兆和绘）（右）

北京四大名中医之一萧龙友为模特，创作了李时珍的形象。画像上的李时珍身着明代风帽朴服，目光炯炯，神采穆然。此画像问世后，为国人所认同，逐渐成为了李时珍的"标准肖像"。此后，无论是国家出版的纪念邮票，还是各地所建的塑像、雕像大都以此为蓝本。20世纪50年代末著名电影演员赵丹又成功地将历史老人鲜活的形象呈现于银幕之上。此次台湾艺术家创作过程中也再次参照了上述作品。

［风骨永存］

30年前，我还在就读研究生时便开始关注李时珍标准肖像的由来，知道那是当代人创作的艺术形象。后来我一直留意史籍中是否还有其他关于李时珍生平的记述和画像。

我在整理恩师谢宗万教授留下来的藏书中，发现了一本1924年日本出版的《和汉药物学》，书中有"汉方本草学之翘祖李时珍氏画像"的插图。因为该书出版较早，并流传到中国，被不少人误认为是李时珍的原像。20世纪90年代，有一篇讲述"李时珍真貌之谜"的文章曾引起过轩然大波，并为大小报刊所转引。网上流传，有关画像藏于北京医学院。如果对比一下这两幅李时珍像，不难发现二者十分相似。

细观《和汉药物学》中的这幅木刻像，主人公发髻高挽，鬓髯浓垂，双目深陷，连手型、坐姿都很似传统道教方士的标准造型。

此像似乎有悖李时珍的风骨秉性，尤其是木刻像中主人公腕佩手镯，与常年在崇山峻岭中采药的李时珍身份不符。作画者是认为李时珍与道家宗祖老子同为李氏之后人，还是认为源于中华大地的道教在明代盛行，李时珍应着此装束，原因不得而知。

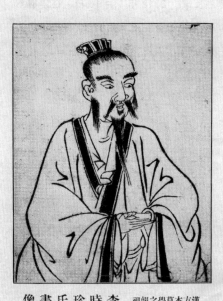

像畫氏珍時李　漢方本草之學魁祖

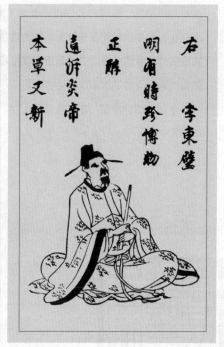

右　李東璧
明有時珍博物
正脈
遠沂炎帝
本草又新

○《和汉药物学》李时珍像（1924年）（左）
　日本《医仙图赞》中的李时珍像（1686年）（郑金生提供）（右）

我在日本留学及工作期间，曾浏览并搜集了流传于日本不同版本的中国医药学家造型，如神农画像等。日本出现的中国医药学家的肖像，多为融入了自身文化的想像之作，如同佛像进入中国后，面目逐步演变一样，这一点完全可以理解。1686年日本文林堂版的《医仙图赞》收载了36位日本人心目中的古代名医画像，其中李时珍（李东璧）身着明代官服。此图也未被中国民众所认可。

李时珍同中国众多的历史人物一样，限于当时的条件，可能生前没有留下写生图像，但李时珍在中国人民的心目中是一座树立已久的不朽丰碑。艺术家的创作反映的是对先圣先贤的崇敬，对神似的追求远远重于真貌的再现。

2011年2月我发起成立了《本草纲目》读书小组。之后，邬家林、陈虎彪、曹晖、梅全喜、王家葵诸位医药专家先后在香港、珠海、中山和成都主持本草学相关的专题讲座，在海内外同道中引起了热烈反响。2012年1月16日，在读书小组第8次学术活动于香港浸会大学中医药学院召开之际，《本草纲目》读书小组正式更名为本草读书会，并承蒙王家葵教授篆刻印章。从此，李时珍木雕像和王教授篆刻的铜印便成了本草读书会的徽记。

李时珍精神常在，李时珍风骨永存。

○ 王家葵教授为"本草读书会"篆刻的铜印

一言九鼎王世贞

序之鉴赏

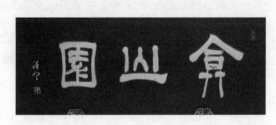

○ 李时珍曾前往弇山园，请王世贞为《本草纲目》作序

　　明代《本草纲目》（以下简称《纲目》）的序言是作者李时珍请当时的大文豪王世贞撰写的。王序言简意赅，文采飞扬，为《纲目》锦上添花，堪称中国医药古籍序言中的上乘之作。学习这篇序言，如醍醐灌顶；阅读《纲目》可以从此起步；读过《纲目》后，再品味一下这篇序言，更能感到其魅力所在。

[斗南一人李时珍]

关于李时珍的相貌，有一些艺术描绘（参见"潇潇风骨见精神"一文），但历史上真正与李时珍见过面，并对李时珍形象有所记述的人，迄今已知的只有王世贞一人。"睟然貌也，癯然身也，津津然谈议也"，这 14 个鲜活的文字，是王世贞对李时珍形神兼备的速写。"睟然"本是孟子用来指"仁义礼智根于心"的贤德之人才能具有的温润祥和的面容。王世贞用来夸赞李时珍，可见在王的眼里，李时珍面容具有特异气质：从容和缓、润泽慈祥，令人一见而为之倾倒。"癯然身也"是形容李时珍身材瘦削。他长年在乡间行医、辨药，哪里可能有富态之躯？"津津然谈议也"，则描述了李时珍的言谈魅力，津津有味，充溢着无穷的感染力。王世贞的描述十分生动，又饱含他对李时珍的敬意。后世对李时珍形象的描绘多由此演绎而生。

有关李时珍的生平，序文中采用引文的方式，以李时珍自身的语气，做了精辟的概述："时珍，荆楚鄙人也。幼多羸疾，质成钝椎。"

根据这段记述并结合历史考证，本文将李时珍的生平归纳为李时珍年表。从中我们可以看到李时珍成功登上事业顶峰的一个个脚印，古人为人处世的最高境界。是"立德、立功、立言"，而李时珍经历了"读万卷书，行万里路，留万世言"三个阶段，演绎了完美的自己的人生。

第一阶段：读万卷书。李时珍经过上下求索，在 23 岁那一年，决定潜心钻研医学。他曾赋诗明志："愿父全儿志，至死不怕难。"从此李时珍矢志不移，终成中医药大家。读书对常人来讲可能是辛苦的，李时珍却甘之如饴。如《纲目》序所述，李时珍"渔猎群书，长耽典籍，若啖蔗饴"。读书时，他勤于思考，"稍有得处，辄著数言"。熟读古书、博采众家，为其后来编纂本草巨著奠定了坚实的学术基础。

第二阶段：行万里路。李时珍修本草，不是闭门造车。除了临床实践之外，李时珍还进行了大量的野外调查与中药品种考证，前后用了 30 年。李时珍也不是孤军作战，他率领四个儿子、四个孙子和几个弟子，如愚公移山一般，分工合作、锲而不舍。这一阶段，李时珍从书斋、太医院走向田野、山川，虽然历尽艰辛，但他的人生从继承父业、治病救人的羊肠小径，攀上集百草大成、泽万世黎民的万仞高山。

1518 是个有趣的数字，既是李时珍出生年份，也是李时珍从旧本草中录用的药物总数。"旧本一千五百一十八种，今增三百七十四种"。《纲目》之前，历代本草所载的药物数，远远超出 1518 种，仅宋代的《证类本草》就有 1746 种。李时珍选取 1518 种可能是个偶然，但 1518 这个数字让我们记住了李时珍的生命与《纲目》相通，标志着一个新时代的到来。

第三阶段：留万世言。修订编撰大型本草本应是政府之事。李时珍凭借一己之力，"奋编摩之志，僭纂述之权，岁历三十稔"，成就巨著，其艰辛非常人所能想象。李时珍采药编书，乐此不疲，对他来说，所难为的是书的印制出版。在当时的社会，医生的地位是低下的，无论李时珍个人的财力还是社会的认可度，都无法支撑 190 万字的恢宏巨著《纲目》的刊行。实际上，不要说印刷出版，如

1593 年，76 岁，写遗表献书，逝世。
同年，《本草纲目》（金陵版）由南京胡承龙刊印

1590 年，73 岁，王世贞为《本草纲目》作序

1580 年，63 岁，拜访王世贞

1578 年，61 岁，完成《本草纲目》书稿

1552 年，35 岁，集中全力纂辑《本草纲目》

1540 年，23 岁，决定潜心钻研医学

1537 年，20 岁，取表字为"东璧"

1531 年，14 岁考中秀才

1518 年，诞生于湖北蕲州

○ 李时珍年表

无重量级的名人推荐，连书中的内容都可能会受到质疑，导致一生心血无人问津。在人生最后的十年，年届古稀的李时珍，四处奔波，心力交瘁。正是在这种窘境下，李时珍找到了王世贞，"愿乞一言，以托不朽"。这句话是李时珍无奈中的呐喊和对出版《纲目》的期盼。

[一言九鼎王世贞]

事实证明，李时珍投对了门，找对了人。王世贞究竟为何许人呢？

王世贞（公元1526～1590年），字元美，号凤洲，又号弇州山人，太仓（今江苏太仓）人，明代文学家、史学家。后世对王世贞的评论为："独领风骚，文坛驰骋二十年。"王世贞才高八斗，作为文坛巨匠，在当时有极高的社会地位，不少后学之辈对其趋之若鹜。

序言开篇，"望龙光知古剑，觇宝气辨明珠，故萍实商羊非天明莫洞，厥后博物称华，辨字称康，析宝玉称倚顿，亦仅仅晨星耳"。这段文字，究竟是在写谁？是赞扬张华、嵇康、倚顿，还是为李时珍的出场烘托气氛之用？我理解，文中尚有深一层的隐意——自我介绍。能识得世间千里马者谁，王世贞自己便是这样一位寥若星辰的伯乐。

不是吗？"予窥其人：睟然貌也、癯然身也，津津然谈议也。真北斗以南一人"。王世贞仅通过对李时珍的外貌观察，几句言谈，在细览《纲目》之前已经能够给出这样的断言，难道还不是称职的伯乐吗？

该序落笔为万历十八年（公元1590年）上元之日。但文中提到，李时珍"一日过弇山园谒予"，这次见面究竟发生在哪一年的哪一天，序中没有交代。据历史记载，王世贞曾经在十年前已经见过李时珍，而且那时正值李时珍完成《纲目》后不久，很有可能已拜托王世贞为《纲目》作序。王世贞为何在十年之后才拿出此篇序言，耐人寻味。王世贞本人在当年的秋天溘然长逝了。他能在自己在世期间将此序交给了李时珍，应当说了却了一桩心事，也使得李时珍看到了《纲目》出版的希望之光。

2002 年江苏太仓市在当年海宁寺的原址，以王世贞弇山园之名修建了一座新的园林，并将王世贞当年弇山堂前的两个柱基"移栽"到新弇山堂前。烟花三月，春光明媚，我专程前往太仓考察追思先人，只见以游乐园为中心的园林修葺一新，柳绿花红。五百年前大文豪王世贞宣导"文必秦汉诗必盛唐"的吟哦，已经化作天真烂漫孩子们的欢歌笑语。

［序之鉴赏］

王序洋洋洒洒 551 个字，韵味十足，读来抑扬顿挫，朗朗上口。序文内涵丰富，无句不典，仅在高等中医药院校教科书《医古文》中对这篇序言的注释就多达四十余条。王世贞运用各种修辞技巧，大展才华，这也是他晚年的一篇巅峰之作。

王序大致可分作五个部分。

第一部分：是一种烘托，一种气氛的渲染，迎来了李时珍的出场；也是王世贞的自我介绍。

第二部分：是对李时珍形神兼备的速写，后世李时珍的形象由此演绎诞生。

第三部分：李时珍的自我介绍："质成钝椎""僭纂述之权""虽非集成，亦粗大备"，谦恭的言辞中充满自信；"岁历三十稔，稿凡三易，书考八百余家"，平凡的话语中道出了自己治学的严谨作风和著作背后的艰辛。

第四部分：王世贞的评论，是此篇序文的精髓所在，留下了不少传世的经典名句。"予开卷细玩，每药标正名为纲，附释名为目，正始也，次以集解，辨疑正误。博而不繁，详而有要。"这是王世贞对《纲目》核心内容的高度概括。

"兹岂仅以医书觑哉！实性理之精微，格物之通典，帝王之秘箓，臣民之重

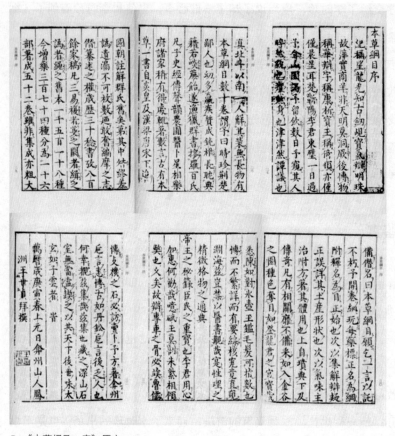

○ 《本草纲目·序》原文

宝也"。几个排比，层层递进，一气呵成。王序赞《纲目》不仅是一部医学著作，还是一部博物志，是上至帝王、下至百姓的宝物。对《纲目》的出版，这真是极好的广告。"如入金谷之园，种色夺目；如登龙君之宫，宝藏悉陈；如对冰壶玉鉴，毛发可指数也"。王氏对《纲目》内容赞赏有加，比喻引人入胜，令读者急盼一窥《纲目》究竟。

第五部分：抒情。"噫！碔玉莫剖，朱紫相倾，弊也久矣！"文章至此，一个叹词，情动于中而形于外，与李白的《蜀道难》之"噫吁嚱，危乎高哉！蜀道

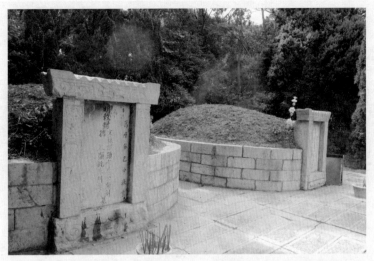

○ 李时珍与其父母之墓（湖北蕲春）

之难，难于上青天！"有异曲同工之妙。王序进一步抒发出对《纲目》的赞赏与认可，序言的笔触间，透露出作者对《纲目》由衷的崇敬。"故辩专车之骨，必俟鲁儒；博支机之石，必访卖卜。"结尾以"藏之深山石室无当。盍锲之？"一锤定音，似乎意在帮助出版商下定决心。

王世贞的序全文气势磅礴，字字珠玑，首尾呼应，淋漓尽致。赞美之辞恰到好处，不愧为大家之笔。字句间蕴含着经文典故，行文中展现出中国语言的艺术魅力，用词华美，高潮迭起，令人回味无穷。

> 《纲目》如无王序，难以顺畅出版。王序为《纲目》的成功出版，奠定了一块
> 关键的基石。《纲目》的发行也令王序名扬天下。可谓好书、好序相得益彰。

创新勿忘本草源

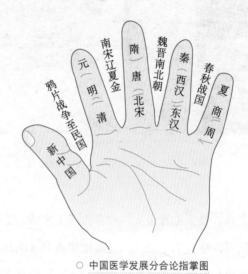

○ 中国医学发展分合论指掌图

（指掌图标注，由小指向拇指方向）

夏（商）周

春秋战国

秦（西汉）东汉

魏晋南北朝

隋　唐（北宋）

南宋辽夏金

元（明）清

鸦片战争至民国

新中国

2011 年度的拉斯克 - 狄贝基临床医学研究奖 (Lasker-DeBakey Clinical Medical Research Award) 授予了中国科学家——中国中医科学院屠呦呦研究员。这个素有美国诺贝尔奖之称的国际大奖，肯定和表彰了屠呦呦研究员在青蒿素 (artemisinin) 的发现及应用于疟疾治疗方面所做出的杰出贡献。这一重大成就，挽救了全世界、尤其是发展中国家数以百万计疟疾患者的生命。屠呦呦研究员在研究中，首先考虑并系统查阅古代医籍、历代本草和民间方药。她在获奖感言中谈到，青蒿素的发现是受到古人之用药经验——公元 340 年东晋葛洪的《肘后备急方》记载的治寒热诸疟方的启迪。葛洪写道："青蒿一握，以水二升渍，绞取汁，尽服之。"

发现青蒿素的关键线索来自中华民族祖先留下的中医药学典籍，这也让世人的目光再次投向了祖先给我们留下的这些宝贵财富。

[五指论古今：中国医学发展分合论]

本草典籍的数量之多，可用浩如烟海与汗牛充栋来形容，往往令初学者望而却步。其实，学习本草并非漫无头绪，而是有章可循的。

《三国演义》开场有曰："天下大事，分久必合，合久必分。"我曾受此名句启发，创绘了一幅"指掌图"来描述中国医学发展的宏观势态。我不是研究历史的，这里仅从易学易记的角度，谈谈我从中医药学发展的大体规律进行探讨的心得。

图中以手掌的五指代表医学史上的五个统一时期，即国家相对统一时期的医学发展阶段，而以两指之间的分叉代表医学史上的四个分裂时期。每个时期发生的代表性医学事件择录如下：

第一个统一板块：夏、商、西周（公元前 21 世纪～公元前 771 年）。

这一时期中国处于奴隶社会时期。夏、商、西周时期医巫并存，在卜筮史料中可见大量的医药卫生内容，如在甲骨文中发现了病名、灸法、汤剂等有关的内容。这一时期属于中国医学的萌芽期。

第一个分裂时期：春秋、战国（公元 700 年～公元前 221 年）。

从公元前 770 年周平王迁都洛邑开始，到公元前 476 年为止将近 300 年的时间，历史上称为春秋时期。从公元前 475 年～公元前 221 年为战国时期。

春秋战国时期，医巫分离，医学开始具有明显的科学性、实用性和理性，中医药占据了医疗卫生的主导地位，临床医学的分科已现端倪。《黄帝内经》的问世，奠定了中医学的理论基础。药学发展的积淀孕育着《神农本草经》的形成。

第二个统一板块：秦、汉（公元前 221 年～公元 220 年）。

该时期始于秦灭六国，止于东汉灭亡的公元 220 年。公元前 221 年，秦统一中国，开始由奴隶社会步入封建社会。秦朝（公元前 221 年～公元前 206 年）历时虽短暂，却是中国历史上第一个统一的封建王朝。两汉时期（公元前 206 年～

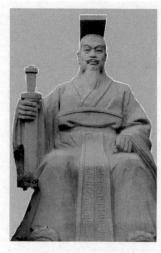
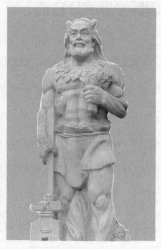

○ 黄帝石雕像（左）
神农石雕像（右）

公元 220 年）是中国封建社会的第一个盛世。

这一时期，以伤寒、杂病和外科为代表的临床医学发展至前所未有的水平。张仲景精心钻研，博采众方，撰写了《伤寒杂病论》，奠定了中医治疗学的基础，中国医学史上出现了第一次高峰。张仲景在医学上的突出贡献，使他享有"医圣"的美名。

第二个分裂时期：魏晋南北朝（公元 221 ～ 588 年）。

这一时期从三国鼎立开始，到隋灭陈统一中国为止，共 367 年，介于秦汉与隋唐两个经济文化发展高潮时期之间。

这一时期，思想界冲破儒学独尊的束缚，呈现出自由解放的趋势。佛教作为外来文化，已经开始渗透到中国文化中，也自然影响到中医药文化。脉学、针灸学、药物方剂、外科、养生保健以至中外交流等各方面都有突出成绩，为医学的全面发展积累了经验。代表人物有华佗、王叔和、皇甫谧等。

第三个统一板块：隋、唐、北宋（公元 581 ～ 1127 年）。

隋朝（公元 581 ～ 618 年）虽然是个短暂的王朝，但它结束了西晋末年以来

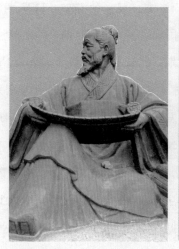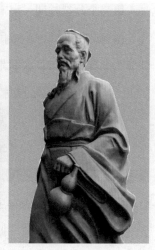

○ 张仲景石雕像（左）
　华佗石雕像（右）

近三百年的南北分裂状态。唐朝（公元618～907年）是中国封建社会的鼎盛时期，国力强盛，对外交流频繁，中医学得到了全面发展。如政府创办医学校，组织编撰《新修本草》，其所收载的众多外来药物是当时中外医药交流的体现。医家代表人物有孙思邈，撰巨著《千金要方》和《千金翼方》。此外，尚有《诸病源候论》《外台秘要》等名著问世，医学家们在各自的研究领域获得了丰硕的成果。

　　唐末五代虽然有短暂的分裂时期，但并没有阻断隋唐统一时期中医学发展的气势。北宋统一之后，政府对医学空前重视，先后组织铸造针灸铜人，改革医学教育，设立惠民局、和剂局，成立校正医书局，组织整理编纂医学的经典著作，并借助印刷术的发展推广校正后的医学典籍。这些举措对以后医学的发展起到了巨大的推动作用。北宋的代表作有《和剂局方》《证类本草》《小儿药证直诀》《铜人腧穴针灸图经》等。

　　隋唐、北宋统一时期创下的医学丰功伟绩使中医学翘立于当时的世界医学之林。

第三个分裂时期：南宋、辽、夏、金（公元 1127 ～ 1279 年）。

中原政权与北方少数民族政权的对峙时期可以追溯到与北宋并存的辽。宋王朝分为北宋与南宋两个时期，北宋 1127 年被金国灭亡。嗣后 1233 年金国被蒙元所灭，南宋与蒙元经过短暂的对立期，也于 1279 年被蒙元灭亡。

这一时期南宋的医学发展虽然继承了北宋的某些传统，出现了若干临床分支学科的集大成之作，如《幼幼新书》《妇人良方大全》《洗冤集录》等，但官修医书由于国运衰微已经风光不再。金元初期也是北方少数民族与汉族文化的大融合时期，为中国传统医学注入了新的活力，是中医学史上又一个辉煌的时期。金元之际出现的医家争鸣，以刘完素、张元素、李东垣、张子和为代表，促进了中医不同学派的产生。独树一帜，勇于创新，是这一时期医学发展的特点。

第四个统一板块：元、明、清前中期（公元 1271 ～ 1840 年）。

继秦汉以后，元朝又一次使中国实现了真正的大统一。而明代后期已经出现了资本主义经济的萌芽。清代经过康乾之治，国势发展到了极盛。

在元朝天下一统以后，金元之际的北方医学学派南传，出现了著名的医家朱丹溪。明代医药学发展出现了革新趋势，中学输出、西学东渐，中外医学互惠受益。这一时期在传染病病因的探究、人痘接种术的创造、中药学的研究等方面都进入了新的阶段。李时珍编撰的《本草纲目》为明以前药物学成就集大成之作。明末清初，温病学说发展成熟，补充了伤寒学说的不足，使外感热病的理论研究及治疗、诊断、预防等技术更加完善，代表性医学家有叶天士、薛生白、吴鞠通、王孟英等。

第四个分裂时期：鸦片战争至中华民国（公元 1840 ～ 1949 年）。

1840 年鸦片战争以后，中国沦为半封建半殖民地国家，西方医学加速向中国传播。中国传统医药学经历了与近代西方医药文化的碰撞，西方医学开始在中国建立与发展，中西汇通学派的探索给中医学带来了新的生气。其代表人物有唐宗海、张锡纯、朱沛文、恽铁樵、施今墨等，代表著作有《医学衷中参西录》

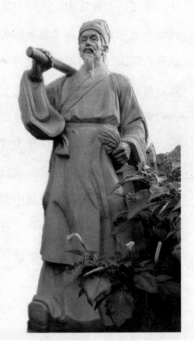

○ 李时珍石雕像

《中西汇通医经精义》等。对本草学与植物分类学有影响的著作有吴其浚的《植物名实图考》等。20世纪初，众多近现代的中医学术期刊与学术团体问世。总体讲，这一时期中医药学几历沧桑，此间还出现过废止中医案的风波，中国的医药学界逐渐形成了以西医学为主导的格局。

第五个统一板块：中华人民共和国成立（公元1949年）至今。

中华人民共和国成立以后，制定与实施了发展中医药的政策，使中医药迎来了蓬勃发展的春天。中医药教育的开展，国家中医药科研机构的建立，各地中医院的建立，《中华人民共和国药典》中药分册的颁布，中医药书籍出版的空前繁荣，中药资源的普查，中药种植业的发展，中成药生产现代化的推进，都成为这一时期辉煌的业绩。特别是改革开放以来，中医药在对外交流过程中也不断地促进了自身的发展。

通过以上简述中国医学发展史有分有合、分中有合、合中有分的态势，从宏观的角度探讨中医药学发展的大致规律。其实在五大统一板块中，也有过局部的战乱；四大分裂时期中，也可见局部相对的安定。但总体而论，中国医学史呈现统一与分裂交替的规律。

盛世修典为中国文化传统之一，因此大型的医药学专著多在统一时期整理完成，此间亦为医学理论的集大成时期。唐代对《黄帝内经》进行了校注，官修本草《新修本草》问世。北宋政府组织人员校正医学经典著作十几种，民间学者著述则更为丰盛。明清以及新中国成立后，许多大型的具有总结意义的著作不断产生。统一时期也是医学教育大发展的时期。从隋唐宋医学教育体系的建立，至明清太医院的开办，再到新中国多所中医药大学的创建，都说明医学教育的蓬勃发展是统一时期的另一成就。

在分裂时期，兵荒战乱、疾疫盛行，但"百姓不幸医家幸"。其原因是医疗的客观需求和广阔的实践空间使得临床名家辈出。一般说来，战乱时期，医家的正统观念约束较少，思想活跃，各种学说常异军突起。魏晋南北朝临证医学经验的广泛积累，金元之际的医学争鸣，以及清末民国初年中西汇通医学的兴起，中医在西方医学冲击下的自我完善和中医药学术期刊与学术团体的崛起，都出现在历史的分裂时期。另外，分裂战乱时期其他学术领域的发展似乎也有类似的情形，不能不对中医药学产生影响，如春秋战国时期的百家争鸣，魏晋南北朝时期外来佛教对中国传统文化的渗透和影响，金元时期北方少数民族与汉族文化的大融合，都为中国传统医学注入了新的活力。

因此，无论中国医学发展处于统一板块还是分裂时期，都有其各自的特点和优势。随着各时期的更迭，前一时期的成就总是为后一时期的发展奠定了基础。我们通过把握各历史时期的医学发展特点，可以更好地认识当今的时代特点，充分利用当代医学发展的趋势，在自己的专业领域中顺势而为，做出更大的成绩。

[中国本草大系]

"本草"是中国传统药物学的特有称谓,古人云:"药有玉石草木虫兽,而直云本草者,为诸药中草类最众也。"意即草(植物药)为药之基本组成部分,所以用"本草"二字指药物。如此说来,本草学即药物学。本草学的内涵广泛,主要包括中国传统药学发展历史(历史学)、本草文献著作本身(文献学)。本草著作中所记载内容包括药物基原、药性理论和功效应用(药物学)三个方面。

总结起来,中国的本草大致可以分为三大体系:主流本草、主题本草和地方本草。

主流本草

中国医史学家郑金生教授曾经做过这样的比喻:中国古代的本草典籍以《神农本草经》为核心,后世本草著作像滚雪球一样不断扩充。虽然宋代以前的本草书籍多已亡佚,但是中国古代的本草在发展过程中,传承了一个优良的传统,即在引用前人所著本草著作内容时,均明确注明原出处。观看古代的本草文献,如剥一颗卷心菜一样,层次分明。同时,因后世作者遵古尊贤的写作体例,散失亡佚的古籍通过辑录幸得保存重刊。

2000年来,中华医药连绵不断,形成了一条文化长河。我认为,中国古代有五部最为重要的本草著作,可谓中国本草史上的五座丰碑。

汉代的《神农本草经》载药365种,综述药物的配伍法度(君臣佐使)、药性(四气五味)、服药方法和剂型选择等基本原则。该书将药物按其主要功效(扶正与祛邪)和药性(有毒与无毒)分为上品、中品、下品。各药项下,分别介绍药物的正名、性味、主治功用、生长环境、产地等内容。该书是中国现存最早的药学专著,总结了汉代以前的药学成就。原书已佚,明清以来有众多辑录本。

南北朝时期的医药学家陶弘景对《神农本草经》进行了注释和补充，编纂成《本草经集注》，载药 730 种。该书在序例中对《神农本草经》内容加以注释和发挥，并指出了伪劣、混淆药物的现状与严重性。各药按自然属性分类，将药物分为玉石、草、木、虫兽、果菜、米食和有名未用 7 类。该书涵盖了本草沿革和药性理论的相关知识，反映了魏晋南北朝时期的药学成就，并成为后世综合本草的基本框架。

唐代国力强盛，政府组织二十多位医药学家和儒臣编纂了《新修本草》。全书共 54 卷，其中目录 2 卷，正文 20 卷、药图 25 卷、图经 7 卷，载药 844 种，于公元 659 年颁行，成为历史上第一部官修本草，具有药典的性质。该书一大特色为图文并茂，首创图文对照，图经为药图的文字说明，药图全部采用彩色绘图，可惜原书及图均亡佚，现存文字部分为后人辑书所得。

宋代最值得称道的本草著作是唐慎微编撰的《经史证类备急本草》（简称《证类本草》），载药 1744 种，于 1108 年刊行，现存 "大观" "政和" 与 "绍兴"

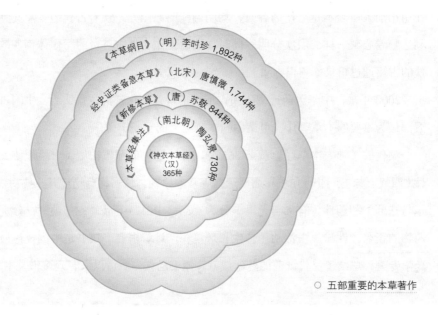

○ 五部重要的本草著作

三个版本。该书体例严谨，注重保存前人的经验，明示引文出处，是宋代以前唯一一部保存完整的本草巨著，也是查阅宋以前本草资料的重要参考典籍。

明代的《本草纲目》是《证类本草》之后最具影响力的综合性本草著作。《本草纲目》载药1892种，初版于1593年印刷刊行。《本草纲目》是中国16世纪以前药学成就的大总结，在中医药学的理论和临床方面成绩斐然，堪称中国古代本草的巅峰之作，对世界自然科学的发展也有卓越贡献。

主题本草

主题本草是指内容具有某个特定的主题，如炮制、鉴定、食疗、药性等。

1. 以记载炮制经验为主　《雷公炮炙论》约成书于南北朝时期，首次总结了前人炮制方面的记述和经验，是中国的第一部炮制专著。另外两部比较著名的炮制专著是明代缪希雍的《炮炙大法》和清代张仲岩的《修事指南》。

2. 以记载鉴别经验为主　宋代寇宗奭撰写了《本草衍义》，以自身丰富的经验，对于药材真伪鉴别加以点评。明代李中立撰绘的《本草原始》是本草历史上最富有特色的药材经验鉴别专著，载药508条。该书的特色为药图，以药材作为绘图对象，而非表现药物基原的全貌。初刻本有图426幅，均为写生得来，主要特点在于药图配合文字，一些品种还添加有图注，指明鉴别要点。

3. 以介绍食疗为主　唐代孙思邈在《千金方》中立"食治篇"专论，是中国现存最早的食疗专著。唐代孟诜撰写了《补养方》，其弟子张鼎增补后命名为《食疗本草》，是一部专门讲述食物疗法的专著。元代蒙古族人忽思慧所撰写的《饮膳正要》亦是著名的食疗著作，具有鲜明的蒙古族特色。明代尚有一部彩绘的《食物本草》，收载食物386味，简述其性味功效和主治用法，并附有工笔彩色食物图。

4. 以论述药性为主　《汤液本草》是金元时期王好古所著的临床药学代表著作，载药242种。该书是金元时期药性理论和用药经验的总结，引用了张元素、李东垣等金元医家的论药之言，反映了当时医家对药物功效主治的认识。清代汪昂的《本草备要》收载常用药物 475 种，分为草、木、果、谷菜、金石水土、禽兽、鳞介、鱼虫、人等部。该书卷首为药性总义，各药项下叙述药物性味、归经、功效主治及炮制等内容，重点介绍药性，被认为是初学者必备之本草。此书在中国台湾备受推崇，中国医药大学的张贤哲教授还专门著书，就其内容条例析义，以方便初学者研读。值得一提的是，明代以后一些医家撰写的简明普及的医著超过古代，如药性歌赋与汤头歌诀。这些歌诀因文字简易、朗朗上口而广为流传，为中医药的普及起到了巨大的推动作用。

地方本草（包括民族药本草）

地方本草记载某一特定地区使用的药物。

1. 古代地方本草探迹　西晋时期嵇含撰写的《南方草木状》是中国和世界公认最早的地方植物志，收载植物 80 种，主要是岭南特有的热带和亚热带植物。书中记述了不少岭南植物的功效，也涉及少数外国所产进口药物如熏陆香（乳香）等。

南宋时期王介撰写的《履巉岩本草》收载了临安（今杭州）慈云岭一带的 206 种药用植物，是现知存世最早的地方彩色本草图谱，绘图精美俊逸，现仍可见明代抄本。

明代兰茂所著的《滇南本草》成书于 14 ～ 15 世纪。因记述云南地区药物，故以滇南命名。作者深入民间，采集草药，为民治病，同时收集民间防病治病的经验，历时二十余年编撰而成。该书比李时珍的《本草纲目》早一百多年，是中国现存最早的较为完善的地方性本草专著，具有鲜明的民族医药特色及地方特色，在云南影响甚广。

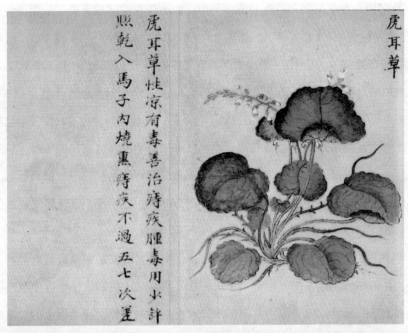

虎耳草

虎耳草性凉有毒善治痔疾腫毒用水許
曬乾入馬子內燒熏痔疾不過五七次差

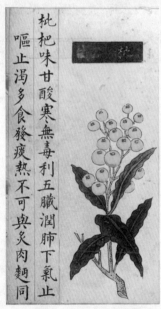

枇杷味甘酸寒無毒利五臟潤肺下氣止
嘔止渴多食發痰熱不可與炙肉麵同

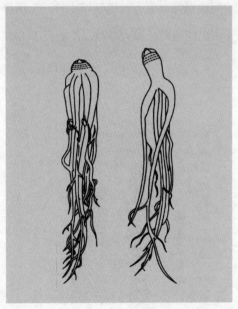

○ 《履巉岩本草》中的彩绘虎耳草（上）
　《食物本草》中的彩绘枇杷（左下）
　《本草原始》之马尾当归、蚕头当归图（右下）

2. **岭南地方本草举隅**　记载岭南草药为主的本草有三部较重要，分别是何克谏的《生草药性备要》（1711年）、赵其光的《本草求原》(1848年)和萧步丹的《岭南采药录》(1932年)。其中以《岭南采药录》内容最全、流传最广、最具影响力。该书系统总结自清代以来岭南医家运用草药的经验，全面搜集两广地区生药576味，且多为《本草纲目》所未收载的当地特色草药。一些草药至今在岭南民间包括香港广泛应用，如用作煲汤的霸王花、番木瓜等；用于制作凉茶的岗梅根、鸡骨草、田基黄、火炭母、布渣叶等。书中多数草药均列有药名、别名、植物形态、入药部位、性味主治及详细的用法用量等。在20世纪50年代，香港庄兆祥医生曾对该书进行考订，易名为《增订岭南采药录》出版。

3. **当代地方本草汇编**　20世纪70年代初，中国大陆兴起中草药群众运动，各地区、县都相继出版了地方中草药手册。从某种意义上讲，这些地方中草药手册是地方本草的延续。《全国中草药汇编》也正是在此基础上应运而生的。这部巨著的编写由恩师谢宗万教授领军主持，全国协作，专家把关，史无前例地完成了一次中国民间用药经验大总结，出版后于1978年荣获中国科学大会奖。

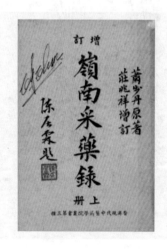

○　《增订岭南采药录》

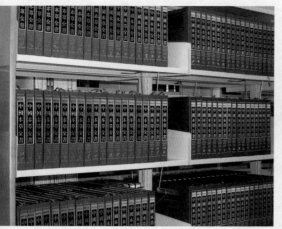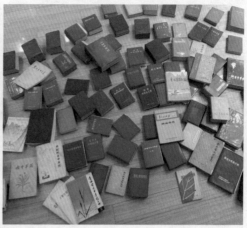

○ 香港浸会大学中医药图书馆特色馆藏——《中国本草全书》（左）
地方中草药手册（右）

　　由中国文化研究会编辑、华夏出版社影印出版的《中国本草全书》，共计 410
卷，已于 2000 年出版。全书收录了中国古近代（公元前 220 年～公元 1911 年）
本草专著八百余部，相关本草文献一万余种，涉及六千余种医籍类本草文献和八千余
种中国古代地方志中记载的本草相关文献，同时还收录了中国少数民族本草文献、
宗教领域里的本草文献以及古代海外学者撰写的本草相关文献。全书收录了中国古
代本草文献彩色图片七千余幅，黑白图片近两万幅。

　　香港浸会大学中医药图书馆收藏了全套《中国本草全书》，成为其特色馆藏
之一。

志求善本取真经

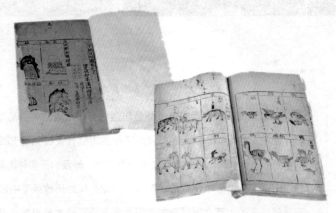

○ 金陵版《本草纲目》

　　唐僧玄奘（三藏法师）当年为何去西天取经？原因是当时人们认为在唐朝传抄的小乘佛经代表不了佛经真谛。如《西游记》所描述的那样，唐僧为了从西天（印度）取回真经，发下宏愿，不得真经誓不还。十数年寒暑风餐露宿，十万八千里跋山涉水，终于成就了千古大业。与佛经存在着内容、质量不一的版本问题一样，中国现存最早的医学经典《黄帝内经》，成书于战国时期。医圣张仲景的《伤寒论》，成书于东汉时期，都有版本问题；而集中国16世纪以前医药成就的《本草纲目》，成书于明代，同样有版本问题。学习中医药古籍，只有选择合适的版本，才能取得古代中医药学的"真经"。那么，关于《本草纲目》，哪个版本才是真经呢？

[真经不绝取经人]

　　1982 年，我在中国中医研究院攻读硕士学位。一天，我在研究院临时搭建的木板房图书馆内看书，忽然，一位老者站到了我的身边。他亲切地问我："你在读《本草纲目》呀？"我慌忙起身并请教其尊姓大名。他指着书封面上校订者"刘衡如"三个字，轻声答道："我就是这个人。"摸着桌子上厚厚的几册书，对这位面容清癯的古稀老人，我不禁肃然起敬。老先生说，《本草纲目》版本众多，历史上由于抄版、刻版、校订、复刻所发生的错误，数以千计，严重地污损了李时珍《本草纲目》的本来面目。他不无感慨地告诉我，为了校勘《本草纲目》，他花费了近十年的功夫。囿于历史条件，他在校注《本草纲目》时，前三册选用的是 1603 年出版的江西版为底本。校勘近完成时，在中国才发现了 1593 年刊印的《本草纲目》祖本"金陵本"。刘先生准备重起炉灶，再从头开始校订。我对刘先生这种锲而不舍的精神感到由衷的钦佩。后来我知道，刘先生因为年事已高，仅在第四册以金陵本为底本，未能完成心愿。

　　1997 年，我从日本回北京参加中国文化研究会举办的《中国本草全书》项目的启动仪式，主席台上一位素未谋面、却似曾相识的中年人引起了我的注意，原来他是刘衡如先生的学术继承人、子承父业的刘山永先生。刘山永先生年幼时因病导致后来身体行动不便，但他与父亲一样，历 10 个寒暑，对《本草纲目》金陵本全部进行了重新校勘，增加了 1.6 万余条注释、100 万字左右的新解。

　　关于《本草纲目》的外文译本，过去很多书籍、报刊甚至电影中均有报道并演绎，称《本草纲目》被译成多种文字。实际上，据潘吉星先生 30 年前的考察，除了日本译本为全译本外，其余如法文、英文、德文的译本均为节译本。2004 年中国有了《本草纲目》的英文全译本。

　　《本草纲目》在日本有很大的影响。"未读本草愧为医"是江户后期日本著名的医师、教育学家大规玄泽对学生们的开堂训诫语。《本草纲目》在日本古代被奉为医家圭臬。如前所述，现存八部稀世珍本金陵版《本草纲目》中，便有三部在日本得以妥善保存。

历史上，日本和韩国都曾长期使用汉字，医家教育程度较高，对汉字的掌握尤为熟练，所以，当时中文书籍并不需要翻译，只要翻刻即可。公元1607年《本草纲目》开始在日本刊行。数百年来，在日本传抄、改编、翻刻、研究《本草纲目》的热潮经久不衰。

1929～1933年，日本的一批汉学与药学家首次翻译了《本草纲目》，同时加注部分动植物拉丁学名，这是世界上第一本《本草纲目》的外文全译本。1974～1979年，木村康一、宫下三郎等一批汉学与本草学家，对日文版《本草纲目》进行了重新校订，更名为《新注校订国译本草纲目》，共计十五册，附有两册图，由春阳堂出版。

2009年我在东京旧书店街神保街寻宝，偶然喜获这两套保存完好的不同版本的《本草纲目》日文全译本。这两套书，目前存世不多，有较高的学术和文物价值，能在中国收藏更是弥足珍贵，对我们研究《本草纲目》有重要的参考意义。

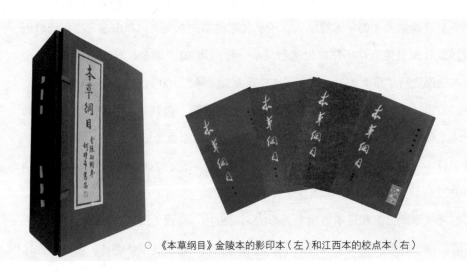

○ 《本草纲目》金陵本的影印本（左）和江西本的校点本（右）

[《本草纲目》的版本流传]

《本草纲目》自问世以来，迄今已有超过 120 个版本，如果算上节选本（节本）、删改本（删本）、精选本等，则达数百种之多。这里择要简介几种。

金陵本《本草纲目》

李时珍原稿或其他手写本未见于世。现存最早的木刻本为明万历二十一年（公元 1593 年）金陵（今南京）胡承龙刻的《本草纲目》，故称金陵本。殊为遗憾的是，这一年李时珍去世，未能见到自己千辛万苦写下的巨著出版。金陵本被公认为是《本草纲目》的祖本（或称母本）。此版本现存世者已知只有 8 部全本和 4 种残本，分别藏于日本、中国和美国。金陵本有其编辑、校正、书写、出版全部相关人员的完整记录。

金陵本《本草纲目》中尚有药图两卷，存图 1109 幅。从《本草纲目》祖本的署名来看，药图非李时珍所绘，而是由李时珍团队其他成员完成的。图形简单粗糙，是该书的美中不足之处。

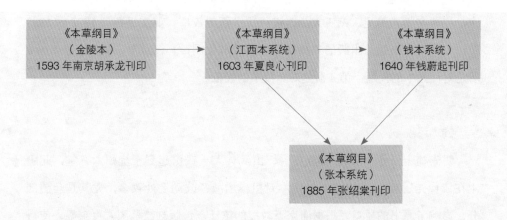

○《本草纲目》"一祖三系"版本示意图

031

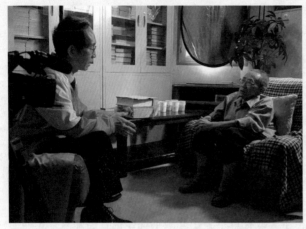
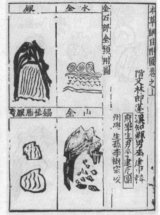

○ 刘山永矢志修本草　　　　　　　　　　　　　　　　○ 金陵本《本草纲目》绘图者署名页

江西本系统

明万历三十一年（公元 1603 年）由江西巡抚夏良心，依据金陵本原版重刻印行。此版本基本保持了金陵本的原貌，为明末清初各版本的底本。与金陵本相比，江西本版式美观，刻工大为改进，所以流传较广。前文提到，1977～1982年由人民卫生出版社出版的刘衡如先生的《本草纲目》校点本，共 4 册，1～3册是对江西本的校勘，第 4 册是对金陵本的校勘。

钱本系统

明崇祯十三年（公元 1640 年），由武林人士钱蔚起刻于杭州六有堂。此版本在清代先后有 34 个刻本。该版本对祖本增减、改动之处较多，尤其是药图部分，影响了原书的质量。根据谢宗万教授的统计，该版刻绘药图八百余幅，使得图形看似精美，但与李时珍的描述不符。钱本在清代前期与中期比较流行。

威灵仙

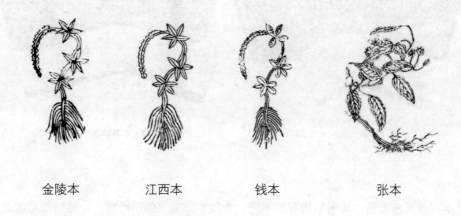

金陵本　　　江西本　　　钱本　　　张本

○ 《本草纲目》不同版本中的威灵仙图

张本系统

清光绪十一年（公元 1885 年）刻于南京。张绍棠本人是地方军阀，花钱请人重新绘图，属沽名钓誉之举。张本主要依据江西本和钱本，并与《本草纲目拾遗》合刻。因为刻工精良，印刷年代较晚，很为流行。1954 年，商务印书馆曾以此为蓝本用铅字版重印，1955 年人民卫生出版社出版了其影印本，故此版本流传甚广。该版本追求外表之美，却难掩内容之劣，如将《植物名实图考》的精美绘图移花接木，文字方面还出现了新的错误。

谢宗万、邬家林、郑金生三位教授曾对《本草纲目》附图进行了系统的比较和讨论，进一步印证了上述"一祖三系"的版本系统。因作为祖本的金陵本《本草纲目》，正文文字精美，但药图较粗略，故后人不断重绘药图取代旧图，有的或多或少可看出原来的模样，有的却已经面目全非。例如，《本草纲目》不同版

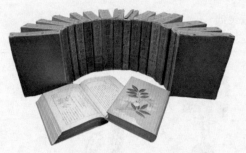

○ 日文版《本草纲目》（1933 年版）

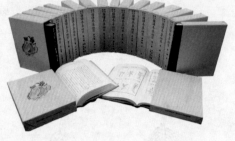

○ 日文版《本草纲目》1979 年版

本记载的威灵仙，其图形均有所不同。金陵本的威灵仙图叶轮生，描绘的可能是玄参科草本威灵仙 (*Veronicastrum* sp.) 类植物，而张本的威灵仙图，仿自《植物名实图考》，推测画的是毛茛科铁线莲属 (*Clematis*) 植物。

在学习古籍时，我们经常听到"真本""珍本"和"善本"等提法。所谓"真本"，乃相对于伪本、节录或改编本而言，是最能反映作者原著面貌的版本。"珍本"就是珍贵而稀少的版本。虽然它不像善本那样有一定的年代规定，但只要属于珍稀之物，就可以称之为珍本。对"善本"的界定范围，各个图书馆不同，但大致上可认为是明清之前的刊本，以及近代名家批校本和抄本之精者。"善本"之善，也是一个相对的概念。对"真本"之精髓即真经的追索使得后来的版本善无止境。

有心读《本草纲目》的人，不妨先翻开相对真与善的版本。2009 年华夏出版社出版了《本草纲目研究》（上下两册）。此书有刘衡如、刘山永父子两代人的努力，加上文献学家钱超尘、本草学家郑金生的加盟，文字准确、校注严密、考证详实，堪称是现代较好的《本草纲目》校勘整理本。书中还附有郑金生教授对李时珍与《本草纲目》研究源流的评述，起到了引领读者进入《本草纲目》"金谷之园"的作用。

学到如痴始见奇

文献研究

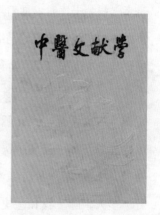

○ 中国第一部《中医文献学》专著，作者马继兴

中医药的研究大致可分为三大部分，即文献研究、实验研究与临床研究。如何查找利用古今文献，是每个从事中医药研究工作的人都要面临的问题。现在网络给人们提供了极大的方便，但不少人过于依赖电脑，不加审视地从网上下载二手或三手的资料。如果不认真核对原文，结果就有可能以讹传讹。这种不注重参看原文献的工作方式也容易造成人们懒惰与浮躁之性。中医药科研人员练好查找文献的基本功，能够迅速找到第一手资料，并准确理解原作原意，既是严谨治学的需要，也将是一件寻幽探秘的乐事。

[老马识途，贵人相助]

在我求学的路上，曾经得到过很多贵人的指导。当代中医文献学泰斗马继兴先生就是其中一位。

"文革"十年浩劫造成学术界一片荒芜，属重灾区的卫生系统尤甚。粉碎四人帮后，中国迎来了科学发展的春天。忆当年，如久旱逢甘霖，莘莘学子个个如饥似渴，饱学园丁人人倾囊相授。1982年春，我从北京中医药大学本科毕业后，考入了中国中医科学院中药研究所。导师谢宗万教授为我指定的第一门必修课是中医文献学，因为这是研习本草的基础。在此之前，每当我去图书馆，特别是走入线装书库时，面对堆满书库的古书，感到茫然不知从何入手。得知这门课将由中国中医科学院的马继兴研究员担当主讲，我兴奋不已，因为马继兴先生在整理马王堆古医书及其考释方面的成就令我仰慕已久。

"文革"结束后，随着中医药教学科研步入正轨，中医古籍迫切需要整理发掘，中医文献学人才亟待培养造就。老马识途，马先生勇挑重担，在全国范围内先后开办了三期中医文献学讲习班。在此之前，是没有中医文献学这个专业的。1982年，我有幸参加了第一期中医文献研究班。记得参加学习班的有五十多人，除了我和医史文献研究所的几名研究生外，学员大多是来自全国各地进修中医文献的专业人员。马老亲自主讲，客串讲师有来自清华大学著名的历史学家及古文字学家李学勤教授、北京中医药大学古典文学及文献学家周笃文教授、中医训诂学家和中医文献学家钱超尘教授等。我们的教科书是马老亲自撰写的三册油印版《中医文献学》讲义，是浸透着马老心血的最新研究成果。1990年由上海科技出版社出版的中国第一部《中医文献学》便是在此基础上诞生的。

[目录入手，纲举目张]

马老授课条理清晰，言简意赅。他第一讲传授的是中医目录学，从西汉的《别录》《七略》，东汉的《汉书》，唐代的《隋书》，宋代的《崇文总目》，明代的《永乐大典目录》，清代的《四库全书总目》，一直到1949年以后第一部《中医图书联合目录》，马老一一道来。如庖丁解牛一般，他在我们面前展示了一幅清晰的中国古代文献源流与历史沿革线路图。

名师的指引使我在学术之路上少走了很多弯路，也养成了日后看书先看目录和学习过程中编辑目录的习惯。在无序中寻求有序，理清头绪，提纲挈领。结合在教学和研究工作中的体会，我在主持编写《百方图解》《百药图解》等系列丛书时，注意条目清晰、易查好读，这得益于我早期对目录学的系统训练。

[书海浩翰，古籍索宝]

马老多次强调，目录学不能代替文献学。前者研究目录形成和发展，后者则是以文献和文献发展规律为研究对象的。文献学的研究内容包括：文献的特点、功能、类型、产生、分布、发展规律、文献整理方法及文献发展史等。听了马老的课，似打开了一扇窗，我不但认识了中医文献的范畴，也了解到了"甲骨文－金文－石文（碑文）－简册－帛书－卷子"到后来印刷术出现后的各种版本的传承途径与源流。马老告诉我们，中国的古代医书有的存世，有的亡佚。存世者有的发现于大漠、有的出土于地下、有的被刻于石上，还有的流失于海外。研究文献涉及历史、社会、文字等很多门类的学问。

中医药学不是孤立的学问，本草学更不可能独立存在。中国早期的中医药文献，学科的分化并不明确，医中有药，药中有医。搞文献研究内外妇儿都要涉猎，不能只见树木，不见森林。

中国古代典籍十分丰富，主要见于两套大书：一部是编撰于明代永乐年间的类书《永乐大典》，另一部是编撰于清代乾隆年间的丛书《四库全书》。两部恢宏巨帙纵横经纬，几乎网罗了中国古籍的全部内容。《永乐大典》虽遭遇了被盗、焚烧和劫掠的厄运，所剩无几，但清代后续的《古今图书集成》却发挥了其作用。在《四库全书》的"经史子集"中，中医药类文献主要集中在子部；马老反复强调，在非医学典籍中，医学史料也大量散在，切不可忽略这些散落的珠玑。如何发掘利用非医类丛书中的医药史料，是目前中医药文献研究中的薄弱环节。受此启发，我在此后进行中药品种考证研究时，特别留意了非本草类史料如地方志的相关记载，受益良多。

[立足国内，关注海外]

历史上由于天灾、战乱等原因，有不少古代中医文献流失海外。20世纪80年代初，马老曾应邀到美国、日本等地考察鉴定流落在海外的中医药古籍文献。他将最新研究成果与资讯，融入到他的授课之中。受此影响，多年来，我在海外或留学，或游学，最喜欢游览的"景点"便是图书馆。在日本国会图书馆，美国耶鲁大学、康奈尔大学、普林斯顿大学、哈佛大学等大学的图书馆，以及英国皇家植物园等处都见到了不少与中医药相关的珍贵书籍与藏品。

1995年我同日本药学史学会会长川濑清教授共同组织了一次为期两周的中国药学史之旅。这是中日药学史专家的第一次交流，三十多位药学史专家访问中国，切磋学术，传播友谊。日本药史学会的教授们对此次交流十分满意，回国后决定集资赞助一个进修名额。在征求我的意见时，我建议对散在日本的中医古籍进行整理研究。次年马老的高足萧永芝博士赴日研修了三个月，在寻找整理日本内阁文库保存的本草文献研究方面取得了丰硕的成果。

2004年，我的研究团队在编撰《当代药用植物典》时，注重东西方药用植物

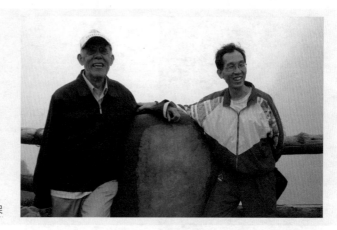

○ 与马继兴先生在神农架

的调查与古今文献的整理研究。让中国人了解西方草药，让世界了解中草药是我们的工作目标。全书收录了东西方常用植物药八百余种，先后以中文繁体、简体，以及英文出版。

该书付梓前，出版机构曾邀请海内外专家进行评鉴。平时不轻易动笔做推荐的马老也亲自撰文："继承不泥古、发扬不离宗，作者对传统中药知识体系造诣精深，又熟谙当代植物及相关学科的广博知识，厚积而薄发，并能巧妙地将它们融贯于一书，是同类书籍中的佼佼者。"马老的评价是对作者团队的莫大鼓励与鞭策。

[严谨学风，终身榜样]

初识马老之时，他正在从事《神农本草经》的校勘工作。一次马老向我借用植物放大镜，为的是搞清古书上的只字残文。我真正见识到了什么叫作一丝不苟、字斟句酌。马老看我喜好本草文献，很是欢喜，并时常予以鼓励。在马老担任中国药学史与本草专业委员会主任委员期间，我曾兼职学术秘书，因而有较多的机

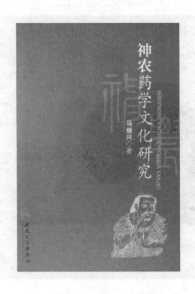

○ 马继兴先生新近出版的力作

会在马老身边。安国、成都、广西、中山、神农架，一次次与马老同行外出，耳濡目染，增长了很多见识。对我来说，这是一段十分难忘的记忆与宝贵经历。

如今，马老虽已年近九旬，仍在孜孜不倦地耕耘。2012年马老送给我一本他新出版的《神农药学文化研究》。这部巨著汇集了马老数十年研究本草文献深厚积淀的最新成果，不但从学术角度深入探讨了神农氏在中医药起源阶段的贡献，而且对神农与药学文化的历史沿革及其广泛影响进行了综合研究，将医药、文化、历史、社会知识融汇一体展示于世，再次令我感到耳目一新。

以勤补拙是马老的工作信条。我曾问过马老的养生之道，他自嘲说自己是个无心之人。"无心"乃大道至简。马老一生淡泊名利，是个心中毫无杂念的纯粹之人。对待学问，秉持学者的执着；与人交往，没有世俗的客套，他将全部精力都倾注到中医古籍文献的研究当中。古人曰："养成大拙方为巧，学到如痴始见奇。"我想这句话在这位中医文献泰斗身上得到了最好的印证。

排除路障踏坦途

读懂纲目

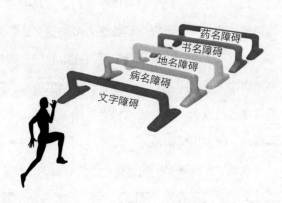

药名障碍

书名障碍

地名障碍

病名障碍

文字障碍

《本草纲目》是一个伟大的宝库，正如当初为该书作序的大文学家王世贞所描述的那样："如入金谷之园，种色夺目；如登龙君之宫，宝藏悉陈。"然而，今天的我们，要读懂并利用好《本草纲目》，需要排除几大障碍，即文字障碍、病名障碍、地名障碍、书名障碍和药名障碍。

[文字障碍]

《本草纲目》问世几百年来，在抄写、刻板、校订、复刊过程中产生了不少的错误，如同一块宝玉之上沾染了不少灰尘。例如，在《本草纲目》后来刊印的版本中误将"妇人尤子"之"人"印成"大"，成了"妇大无子"；误将"羚羊角"之"角"印成"鱼"，出现了莫名其妙的中药"羚羊鱼"。类似问题，在中医古籍中时有出现。

要除去千百年来蒙在古籍身上的尘埃，看到先人呕心沥血之作的真面目，就需要认真研究古代医药文献中的语言文化现象。中医药院校开设了一门必修课《医古文》。之所以要学习医古文这门课，就是让学生们学习，了解古代文献中的各种常见语言现象，以便于今后古籍文献的阅读。

此外，还有一门学问可以帮助扫清古籍中的文字障碍。这是专业冷僻的学科训诂学。这是一门研究中国传统古书中词义的学科，但从事这方面研究的人并不多。北京中医药大学的钱超尘教授在给我们上课时讲过一段趣事：一次他应邀去外地讲学，地方上招待十分热情，规格也很高。但是布置会场的人并不知道何为训诂学，还以为"诂"字写错了，结果竟错误演绎，张贴出了"欢迎钱教授训话学讲座"的大字横幅。

钱超尘教授数十年兢兢业业、勤勉治学，对《本草纲目》存在的缺点、错误，通过文字学、音韵学、训诂学、目录学和考据学等手段，去粗取精，去伪存真，在《本草纲目》的文字研究方面不断推陈出新，填补了多项学术空白。

[病名障碍]

在古医书中，使用了大量形象的比喻作为疾病的别名，如鼠疮脖、绕腰龙等。这些比喻虽很生动，但多较粗俗。其极端者如野鸡病、河鱼疾、天白蚁、猫鬼野道、蛟龙病等，早已经不用，说明不被医患普遍认同而遭淘汰。另外一些病名有歧义，如"鬼胎"一词，在《本草纲目》之前，就有三种意思：隋代《诸病源候论》指的是"假孕"；宋代《太平圣惠方》指的是"癥瘕"；宋代《女科百问》指的则相当于"葡萄胎"。该词在《本草纲目》中出现了十次，需要澄清代表何意。

中国中医科学院研究员张志斌教授便是古代病名研究的学者之一。张教授现任中华医学会医史学分会主任委员，长期致力于中医疾病史及文献的研究。2000年我在德国柏林与她相识，张教授严谨的治学态度给我留下了深刻印象。为辨明《本草纲目》的病名，张教授对历代本草及《本草纲目》所载内容进行了通读比较。如对前文提及的"鬼胎"一词，张教授的考证结论是：《本草纲目》中此词泛指妇女经闭腹大、状如癥瘕的病证。

张教授努力探讨李时珍的写作习惯，她对《本草纲目》中涉及的18000个病证相关名词逐一解析，最后选定约四千五百个名词，编撰成《中医病证学辞典》，该书即将出版。

［地名障碍］

诸葛亮《出师表》中有"躬耕于南阳"的文句，但对于这个"南阳"位于湖北还是河南，至今在学术界与民间都争论不休。

千百年来，自然环境发生了巨大变化，沧海桑田，昔日辉煌的楼兰古城，被吞噬在大漠之中；《清明上河图》中的闹市开封也已深藏于河床之下。行政区划方面，从秦始皇设立郡县，到唐代道府，再到明清民国，直至现今，屡经变迁。中国现有两千多个县，乡镇更是多如牛毛。在引用历史地名时，一不留心便会误入歧途。我在考察药材的产地变迁时，常常参考《中国历史地图集》，因为这套地图册展现了从远古时期到清代中国疆域和行政区划的变化。

李时珍曾经游历四方，《本草纲目》中提及的药物产地有很多。他对这些产地不可能有经纬度的标示，不少还省略了省、府、县等的范围说明，有的地名用的是简称，因此他所记述的药材出产地究竟在哪里，有待深入考证。

　　问及东莞的位置，很多人会脱口而出是在广东，但在李时珍所处的明代，广东省尚没有东莞的建制。《本草纲目》中记述的东莞，其实应当在江苏省。

　　据中国人民大学华林甫教授的考证，《本草纲目》中共提到 2463 个地名，其中有行政区划名、山峰岗岭名、区域地名、境外地名、河湖池泽地名、少数民族地名、古城、古都、古国名；也有省级、地区级、县级、乡镇级的地名；其他还有寺、港、坊、泉、邑、井、驿、帝陵、宫苑名等。华教授还澄清了《本草纲目》中出现的错讹地名，明确了古今地名的对应关系。

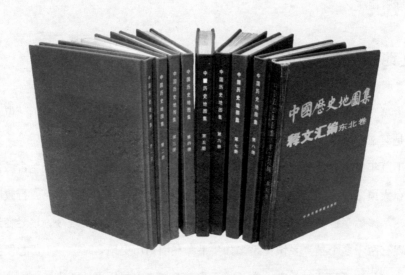

○ 《中国历史地图集》

[书名障碍]

《本草纲目》序文提到"书考八百余家"。李时珍在引用他书时，大都不是抄录原文，而是经过了一番化裁。究竟中国古代有多少本草书？李时珍引用了多少书？众多的书名与人名常使初读《本草纲目》的人感到困惑。

《本草纲目》这样一部大型古代中医药百科全书，由于历史的局限，缺少引文、缩略语等详尽的编写说明。如其引用一部唐代官修本草《新修本草》，竟用了《唐本》《唐本草》《唐注》《苏恭本草》等多个书名以及恭曰、苏云、苏氏等十余种称谓，令人眼花缭乱。

早年我曾撰文简略介绍了《本草纲目》较多引用的四十余种著作与作者名缩略语（《中药材》1986 年第 9 期）。实际上，《本草纲目》中所引用的书籍远不止该文所提及的内容。

为澄清《本草纲目》中"一名多义、人多名杂、书多名乱"的混乱，郑金生教授翔实考证了《本草纲目》引书的方式和转引佚散古医籍的途径。郑教授以史源学方法为主，还原到李时珍生活的明代，以理解作者的写作风格、引文形式。目前郑教授已经考证完李时珍《本草纲目》所列举的全部经史与医药书名（共计1400 种）以及医籍作者与医药相关人物（1500 ～ 1800 个），这部分研究成果将被收录入即将问世的《本草纲目词典》。

[药名障碍]

"独在异乡为异客，每逢佳节倍思亲。遥知兄弟登高处，遍插茱萸少一人"。王维这首诗千百年来脍炙人口，广为传诵。诗中所说的"茱萸"究竟是吴茱萸，还是山茱萸？两种茱萸都是常用中药，但二者无论从来源还是功效上都相去甚远：一个来自芸香科、一个来自山茱萸科；一个温里，一个补阴。人们鉴赏古文，可抒发情怀，可自由畅想。但临床配方选药，品种若是搞错了，就将南辕北辙，不仅药不达效，有时甚至会攸关性命。

中药的品种问题直接关系到中药的质量和临床疗效。恩师谢宗万教授从事本草学研究，将毕生主要精力放在澄清中药品种混乱与古今品种的核实上，60 年辛勤耕耘，编著有《中药材品种论述》（上、中两册）。恩师西去，尚留有未竟的事业。据统计，《本草纲目》所涉及的 1892 个药物中，矿物药 355 种，植物药 1094 种，动物药 443 种。仅以植物品种而论，仍有约六百种药物基原未能明确。为数不少的药物品种被张冠李戴，有些错误延续至今。中药混淆品种的研究还有大量工作等待着我们去做。

我们研究组的工作重点之一是对《本草纲目》中基原不清的药物进行深入考察，目前承担了国家自然科学基金资助的相关课题，希望以文献学、植物分类学、中药市场调查与现代药物学研究相结合的方法，在澄清古今中药品种方面有更多进展。

《本草纲目》是一部百科全书，学习研究它要扫除重重障碍，翻越几座大山。众多专家与他们的团队多年潜心研究，为后人学习《本草纲目》奠定了良好的基础。我欣喜地看到，由于多学科专家的参与，《本草纲目》的研究涌现出越来越多的研究成果。这些成果将是纪念伟大的医药学家李时珍诞辰 500 周年的最好礼物。

字里行间学问大

纲目探微

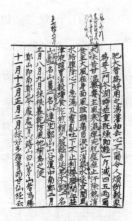

○ 《本草经集注》朱墨分书

　　不少朋友谈到，在查阅《本草纲目》时，难以理清头绪。30 年前，当我刚接触这部本草巨著时，也有过同样的困惑。《本草纲目》成书于 500 年前，使用的文字对现代人来说多少有些深奥。其实，书中文字的深浅程度与同一时期的文学名著《西游记》《三国演义》大致相似，读者只要具有中学六年的文化程度，再结合些中医药的知识，一定就能读懂和用好这部医药经典。

[标题为纲，列事为目]

用李时珍的原话来说，《本草纲目》就是"标题为纲，列事为目"。在其收载的每个条目下一般列有以下八项内容。

释名：载有药物的别名并注明出处，从音韵、训诂及文献的角度解释药名的由来与字义。

集解：揭示诸家对于该药产地、形态、鉴别以及采收的有关解说。

正误：选取前人本草书中可疑或争论之点，加以辨析。

修治：介绍炮制方法。明代以前称炮制为修治，日本现在仍沿用。

气味：记载四气、五味及有毒无毒等中药药性。

主治：记载主要功效。

发明：李时珍常在此项下阐发对用药、药理及医理的新见解。

复方：一般按"方以病附"的原则，选择简易效方以印证药物作用，方便临床使用。

澄清中药品种混乱，是千年遗留的历史难题，也是李时珍编著《本草纲目》的初衷。这里我以《本草纲目》收载的药物辛夷为例，围绕与药材密切相关的第一项"释名"和第二项"集解"展开讨论，帮助大家捕捉《本草纲目》所提供的资讯，探寻李时珍字里行间的学问和文字背后的故事。

为了扫清阅读中的障碍，先择要对原文做些必要的注释。

注1：此处书中用黑体大字书写。中国一些早期的本草著作如梁代的《本草经集注》和唐代的《新修本草》，以朱墨分书方式将《神农本草经》的内容用红色大字书写，以示对先人经典著作的尊崇。宋代印刷术普及后，根据雕版技术的需要，对《经史证类备急本草》采用阴（黑底白字）阳（黑字白底）文字代替朱墨分书，并用小字标示诸家的记述，以区分内容的等级。《本草纲目》也是如此，李时珍将自己补充的内容均以小字标示，以示谦逊。

注3　注1

○ 《本草纲目》内页

注2：辛夷有很多别名，如辛雉、木笔、侯桃等。"辛"指药材的味道。根据《说文解字》的解释，夷者黄也，黄为初生草木之芽，此处形容辛夷花蕾外被的茸毛。"雉"形容辛夷状似山鸡，毛绒绒的外表。木笔也因辛夷的外形而名，古人有"谁信花中原有笔，毫端方欲吐春霞"的美妙诗句形容辛夷花蕾。"侯"与"猴"在古代为通假字，侯桃一词生动地比喻辛夷外形似小毛猴。古书刻板时，左右结构的字，可以刻写成上下结构。此处"桃"字用了上下结构，类似情况还有山峰的峰可以写成"峯"。唐以前的本草著作中没有药材图，故当时本草学的作者在描述药材性状方面颇费笔墨，并以人们生活中比较熟悉的动植物作比，以提供鉴别之参考。

注3："房木"指辛夷的原植物。辛夷在《本草纲目》中归于香木类。木兰科植物的木材，质地坚实，可以做建筑材料修建房屋，还可以造船。

注4："杨雄"为西汉哲学家、文学家、语言学家。在其所著《甘泉赋》中，有"平原唐其坛曼兮，列新雉于林薄"的文句。其中的"新雉"就是前文指的辛夷。

注5："恭"为唐代《新修本草》的作者苏敬。宋代唐慎微编著《经史证类备急本草》时，因避赵匡胤祖父赵敬之讳，将苏敬改为苏恭。避讳在古书中是常见的，如山药原名署预，或作薯蓣。因唐代宗名豫，避讳改名薯药，此后又因宋英宗讳曙，再次被更名为山药。

综合《本草纲目》中对辛夷的整体文字描述，我们可以得到以下资讯：

辛夷是高数仞（古代一仞为八尺）的大乔木；其树形似杜仲，树叶似柿树叶而狭长。花有白色、红紫色两种，而且有先花后叶与花叶同放之别。生长二十余年后结红色果实。辛夷有野生种和栽培种，野生者主要分布在陕西汉中、魏兴、梁州等地川谷。

读罢上述文字，结合植物分类学的知识，可以判定辛夷为木兰科木兰属植物。接下来我想到了一系列的问题：木兰属植物在中国约有30种，药用的究竟是哪些种类？辛夷的药材主产地在何处？除了古书记载的辛夷外现今还有无新的资源？《本草衍义》中所说辛夷药材以紫色为好是否合理？日本《头注国译本草纲目》记载的辛夷品种是否正确？

[追根溯源，实地考证]

带着这些疑问，我首先进行了市场调查，从中国不同的产区，收集了一百多个样品，发现市场流通的辛夷品种竟达 8 种之多。

依据古书提供的线索，追根溯源，我先后到河南、陕西、湖北、安徽、浙江、江苏、江西、四川、云南等地的深山和栽培地实地考察了辛夷原植物、商品药材情况，再返回图书馆复查不同版本本草著作中的药材图和地方志纪录，同时结合现代生药学知识，几经分析后得出了下面的结论：

《本草衍义》记载的紫花者，在不少书籍中被直接命名为"辛夷"，其原植物为紫玉兰 (*Magnolia liliflora* Desr.)，为供观赏的园艺种，多在庭院栽培，虽然其花蕾也可作辛夷药用，但实际上并未形成商品药材。正如青蒿的原植物为黄花蒿一样，本草书中这种张冠李戴的品种还有不少。

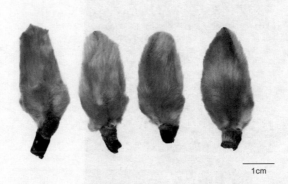

1cm

○ 辛夷药材

辛夷的品种与生产区在历史上曾几度变迁。金元之前的辛夷，主产于汉水流域和长江两岸，品种以武当玉兰与玉兰为主；而河南望春玉兰 (*Magnolia biondii* Pamp.) 主产区的形成则是在明清之后。

　　日本出版的《头注国译本草纲目》首次标注《本草纲目》所收载药物条目的拉丁学名。从植物分类学角度看，这是一种有益的尝试，但对有些品种，因为客观条件的限制，出现了草率的结论。如辛夷，被冠以 *Magnolia liliflora* Desr. 的学名，此说流传甚广，曾为中国的学术期刊及药典引用。在同一著作中，日本学者还列举了木兰属植物 *Magnolia kobus* DC. 和 *M. salicifolia* Maxim. 作为辛夷的原植物，此两种在地域上仅限日本列岛分布。辛夷是日本不多的几个能够自给自足的生药品种之一。

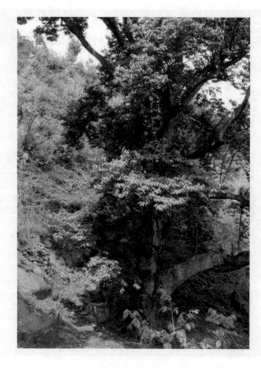

○ 河南南召"辛夷王"老树

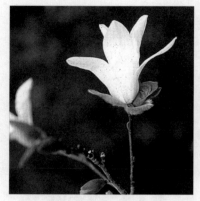 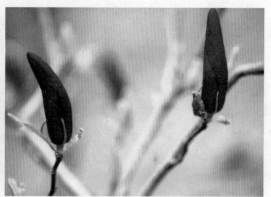

○ 白玉兰（左）
  紫玉兰（右）

　　浩瀚的本草古籍，是古人留给我们的珍贵文化遗产，是中药继承、发展和创新的基础，是中国人研究传统药物学得天独厚的优势。我以为，学习本草有三个层次，一是从字面上读懂，二是从内容上辨明，三是从本草中得到启示。人们常说，搞研究最难在于选题。从事传统医药学的研究和教学工作三十余年，我深深体会到，读本草，与先圣先贤对话，是一件饶有兴趣的事，特别是结合自己的研究方向，可以得到很多启发。《本草纲目》为博物学大成，知识涵盖远非药物一端。开卷有益，只要朋友们细心品味，一定会逐渐悟出古本草字里行间深刻的含义，享受文字后面的众多故事。与此同时，还会诱发出新的思路，进而达到古为今用的目的。

金匙开启宝库门

植物分类

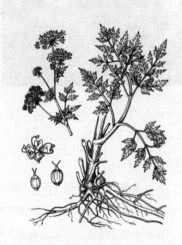

　　2012 年 11 月 11 日，百岁高龄的诚静容教授走完了她功德圆满的一生。中国植物学界的一颗巨星陨落了。

　　20 世纪 80 年代，我在攻读硕士研究生学位期间，曾到北京医学院（现北京大学医学部）修读植物分类学课程，指导老师就是诚静容教授。当时，大家对老师的称呼都是"某老师"，但人们都称身为女性的诚静容教授为诚先生。之所以如此，是因为她的人品与学识格外得到师生们的推崇。诚先生一生如春蚕吐丝般默默无闻地辛勤耕耘，百年之后还将自己的器官捐献用于科学研究及教学，她把自己的一切毫不保留地贡献给了祖国的科学事业。

　　诚先生早年在哈佛大学攻读博士学位，并曾经获得金钥匙奖章。当时胡秀英博士也在哈佛大学，诚先生主攻马兜铃科，胡先生主攻冬青科，堪称哈佛大学的中国姊妹花，这在中国植物学界传为佳话。20 世纪 50 年代初，诚先生回国后，一直在北京大学医学部任教。

[怀念诚静容教授]

1984年底，我硕士研究生毕业时，诚先生担任我的答辩委员。我发现的木兰属新种罗田玉兰的拉丁文描述，也是经过诚先生亲手修改后得以发表的。此后我留在中国中医研究院中药研究所工作，诚先生作为中医研究院的特聘顾问，定期来中药研究所授课。她不顾年逾古稀，即使在严冬，也一次次顶着凛冽的寒风，搭乘拥挤的公共汽车从北京的西北角到东城，从无延误，感人至深。

1999年，我来香港工作。那时香港浸会大学中医药学院尚处于初创阶段，她亲笔写信予以鼓励。2002年她还与胡秀英博士一道来我们学院参观，给予悉心的

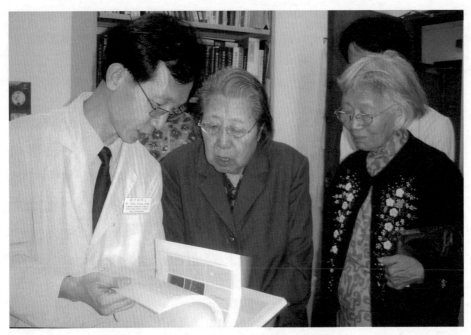

○ 诚静容（中）、胡秀英（右）两位教授在香港浸会大学中医药学院参观指导

指导。后来，她将自己收藏的中草药手册寄给我，说这些书留在她那里已经用处不多了，希望对我的工作有所帮助。诚先生脚踏实地的工作态度、矢志不渝的奋斗精神、慈母般温暖的笑容永远留在我的记忆中。

诚先生是我进入药用植物王国的一位重要引路人。她教授的植物分类学原理、分类学研究方法、古植物进化论、国际植物命名法规等课程让我受益终身。当时的几本学习笔记，我一直带在身边。30年过后，当我重读《本草纲目》时，再次翻看这些笔记，仍然备受启发。我将植物分类学看作是打开《本草纲目》宝库大门的金钥匙。从植物分类学入手，学习领会《本草纲目》，更容易切中要点，理清头绪；从植物分类学入手，也可"穿越"到那个时代，解读与探求李时珍的学术思想。

[《本草纲目》的分类系统]

从《本草纲目》的书名，可以看出对药物进行科学分类是李时珍编纂《本草纲目》的重要理念。"纲目"二字，言其旨在论述药物的纲要与细目，是李时珍独创的药物分类体系。

从《证类本草》在南宋最后一次修订，到《本草纲目》问世的300年间，没有一部大型综合性本草著作出现。人们对药物品种的许多错误认识一直延续至明代，造成了临床应用的错误，严重影响了中医药学的发展。正如《本草纲目》序言所指出的，"舛谬、差讹遗漏不可枚数"。例如，有同物异名者，如将南星和虎掌一分为二；有同名异物者，如将萎蕤和女萎合二为一，黄精和钩吻张冠李戴。在药物的分类方面，《本草纲目》之前的本草类书籍颇为杂乱无章，如将动物、植物混编在一起。

编撰大型书籍，如同建设楼房一样，框架与主体结构至为重要。对志在搜尽天下药物、写出人间巨著的李时珍来说，如何将多达近两千个药物品种合理地分门别类，是他编修本草面临的最大挑战。李时珍在亲身实践，反复思考之后，一反沿袭千年的以药性分类记述药物的习惯，以探求药物的自然分类为目标，提出了纲目分类系统，令人耳目一新。

李时珍的分类新在何处呢？52 卷《本草纲目》将药物大致分为矿物、植物、动物三大类。其顺序乃按照"终之以人，从贱至贵也"。具体来说，即从无生命到有生命，从植物到动物，从低等到高等。其中植物药部分涉及藻菌、地衣、苔藓、裸子和被子植物，与现代植物分类学有很多类似之处。《本草纲目》的分类体系由 16 部构成，如草、谷、菜、果、木部等，然后再进一步分成 60 类。例如，草部分山草、芳草、湿草、毒草、蔓草、水草等 9 类；木部又分为乔木、灌木、香木等 6 类。最后落实到种，与现代植物分类学的基本单位相同。

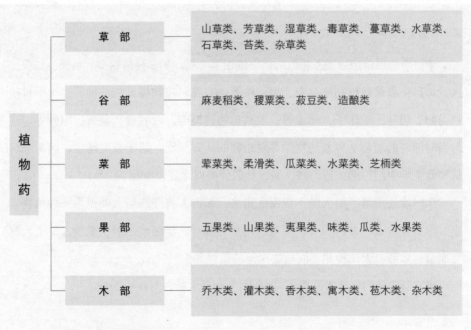

○ 《本草纲目》的植物药分类体系

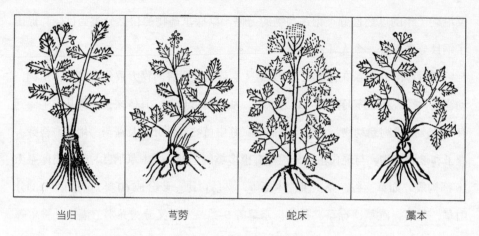

| 当归 | 芎劳 | 蛇床 | 藁本 |

○ 亲缘关系相近的植物在《本草纲目》中已被归类排列

　　李时珍将很多亲缘关系相近的植物排在了一起，如蓼科植物蓼、水蓼、马蓼、火炭母等；蔷薇科植物李、杏、梅、桃等；芸香科植物橘、橙、柚等；伞形科植物当归、川芎、蛇床子、藁本等；姜科植物高良姜、白豆蔻、益智、缩砂等。这与当时国外的植物学界和药物学界对植物的认知相比，居于领先地位。因为那时植物分类学中门、纲、目、科、属、种的分类概念还没有出现。

　　李时珍还澄清了前人的不少混乱用法，如古人将泽漆与大戟视为一种植物，李时珍将其分开；并将百合、卷丹、山丹等分开。李时珍还纠正了前人关于天麻与赤箭、瓜蒌与天花粉是不同植物来源的错误。

　　确立新的药物分类体系是《本草纲目》的最大特色与核心部分。

[现代植物分类系统]

分类学是所有与生物研究相关的学科的基础。古往今来，植物的分类系统一直是人们感兴趣，也是一直困扰人类的大课题。

世界上已知的高等植物有 30 万种，低等植物有 20 万种。中国拥有其中的十分之一。面对如此浩大的研究对象，首要的便是科学的分类与命名。人类早期根据植物的形态、习性与用途进行分类，称之为人为的分类方法。而自然分类法以植物的发生、形态及结构为依据，并按照其相似的程度，探讨其亲缘关系远近。通俗地讲，就是要理清植物家族的家谱，推断植物界的谱系。

瑞典著名的植物分类学家林奈（Linnaeus，1707 ~ 1778）在 1735 年出版了代表作《自然系统》，以雄蕊的有无、数目、长短、联合与否及着生位置等将植物分为 24 纲。但是这种分类未考虑植物之间的亲缘关系和演化关系，属于人为分类系统。林奈的一大贡献，在于他给出了植物的命名法则。林奈创立的双名法实现了一物一名，科学界不再为世界上的 30 万种高等植物存在着 160 万个异名所困扰。在中国，植物的广泛分布，中药应用的悠久历史，以及汉语的众多方言等原因，使得植物的中文名，特别是中药的名称既多且乱。李时珍未能将中药名上升到一物一名的高度是历史的局限，但他明确了许多中药的基原和亲缘关系。《本草纲目》成为研究人员在面对中药同物异名、同名异物困惑时追根溯源的重要参考文献。

过去百年间，世界上已经提出的植物分类系统至少有 20 个。其中影响较大、使用较广的四大系统为德国的恩格勒 (A. Engler) 分类系统、英国的哈钦松 (J. Hutchinson) 分类系统、前苏联的塔赫他间 (A. Takhtajan) 分类系统、美国的克朗奎斯特 (A. Cronquist) 分类系统。

近现代因中国南北方学术界引入的植物分类体系不同，在中国北方的标本馆多使用恩格勒系统，南方的标本馆多使用哈钦松系统。这一现象在一些学术书刊中亦时常见到。这也是为什么我们常见到的大血藤 *Sargentodoxa cuneata* (Oliv.) Rehd. et Wils. 有时被标以木通科，有时被标以大血藤科；剑叶龙血树 *Dracaena cochinchinensis* (Lour.) S. C. Chen 有时被纳入龙舌兰科，有时被纳入百合科。还有芍药 *Paeonia lactiflora* Pall. 是属于芍药科还是毛茛科的争议，均因从属系统不同所致。

随着近现代科学与技术的飞速发展，特别是植物化学、分子生物学和分子遗传学的发展，许多新方法、新技术都应用于植物分类学的研究中，相信未来植物分类学将会出现更为合理的自然分类系统。

有位出色的画家，当他的画作被别人赞赏时，他谦逊地说："我不过是将适当的颜色，放在了适当的位置上。"举重若轻的话语，恰恰点出了创作的最难之处。门捷列夫的元素周期表高深玄妙，植物分类系统何尝不是如此。

千百年来人类一直在努力向自然分类方法迈进。植物分类系统的进化树也日渐繁茂。

《本草纲目》在中药的分类系统上完成了一次突破性的飞跃。这座光辉的里程碑将中国的本草学划分为了前后李时珍时代。

金科玉律质为上

道地药材

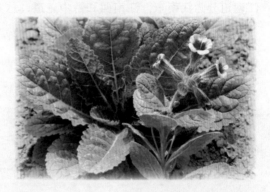

○ 地黄原植物（陈虎彪提供）

道地药材是名优药材约定俗成的代名词，在中医药行业中早已广为人知。近年在不少涉及中医药的英文书刊和杂志中，"道地"的中文拼音"dao di"也时有出现，如同中医的阴阳与气的音译一样，已逐渐成为英语专有名词。

每年一度的北京香山科学会议是由科技部发起的高端学术论坛，旨在探讨科学前沿课题及未来发展趋势等。在 2011 年 2 月第 390 次香山科学会议上，与会专家们将道地药材表述为："在特定自然条件、生态环境的地域内所产的药材，且生产较为集中，栽培技术、采收加工也都有一定的讲究，以致较同种药材在其他地区所产者质量佳、疗效好、为世所公认而久负盛名者。"

[道地药材的形成]

在目前常用的 500 种中药材中，道地药材大约有 200 种，其用量占中药材总用量的 80%，经济价值颇高。千百年来道地药材既是中医防病治病的重要武器，同时作为中国特有的文化，也已经渗透到人们的日常生活中。

"道"本为中国古代行政区划的单位。在唐朝贞观年间，根据山川地形将中国分为关内、河南、河东、河北、山南、陇右、淮南、江南、剑南、岭南十道。在开元年间，从关内道分立京畿道，从河南道分立都畿道，将山南道分为东西两道，江南道分为江南东、江南西和黔中三道，总共增至十五道，相当于今天省级的建制。此称谓在深受中国影响的日本和朝鲜半岛至今仍可见，如北海道、近畿道等。

"地"则泛指地理、地带、地形、地貌等。

中医临床实践是道地药材形成的基础

中医在长期的临床实践中积累了丰富的药物应用经验，筛选出了优质药物品种。可以说，没有中医便没有道地药材。

历代本草对药物的描述主要集中在药材、药性、药理三个方面。关于药材，产区是很重要的内容。成书于汉代的《神农本草经》中首先指出了药物产地的重要性："土地所出，真伪新陈，并各有法。"虽然当时只有生山谷、川谷、川泽的简单记载，但从部分药材的名称上，可以看到浓郁的产地色彩，如巴豆、巴戟天、蜀椒、秦皮、秦椒、吴茱萸等。巴、蜀、吴、秦等都是西周前后的古国名与地名。

南北朝时期的《本草经集注》开始记述药物的具体产地，明确提出了"诸药所生，皆有境界"，并开始使用"最佳""为胜"等词语描述药物的性状和产地与质量的相关性。例如，记述甘草"赤皮、断理，看之坚实者……最佳"。

唐代具有药典性质的官修本草《新修本草》有药材"离其本土，则质同而效异"的论述。唐代药王孙思邈从《千金方》开始用当时的行政区划"道"来归纳产地，为后来"道地"一词之发端。《千金方》卷一论用药第六中指出："古之医者……用药必依土地，所以治十得九。今之医者，但知诊脉处方，不委采药时节。至于出处土地，新陈虚实，皆不悉，所以治十不得五六者，实由于此。"时至宋代，《本草衍义》中明确了"凡用药必须择州土所宜者"。这些论述都说明只有使用道地药材，才能获得良好的医疗效果。

明代官修本草《本草品汇精要》收载药物1809种，药图1371幅。其中，有268种在"地"项下，正式列出"道地"条目，记载药材的道地产区，对一些药材还专门依产地标明何者"良""甚良""佳""为佳""甚佳""更佳""尤佳""最佳""为胜""尤胜""最胜""为最""最善"。《本草品汇精要》将道地药材作为专业的术语载入史册，并奠定了道地药材的规模和基本品种。此后，在民间广为传唱的汤显祖《牡丹亭·诇药》（诇，义同"求"）中出现有"好道地药材"的台词，说明在民间也有对道地药材的认知。

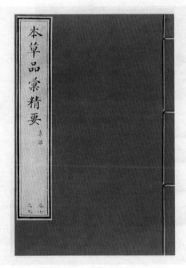

○ 《本草品汇精要》

优良的种质资源是道地药材形成的内在因素

中国幅员辽阔，地势高低不同，山脉河流众多，气候复杂多样，这些自然生态环境造就了丰富的动植物种质资源，是道地药材形成的内在因素。俗话说"种瓜得瓜，种豆得豆"，其实所谓质，是植物的内在基因决定了物种的特异性。古人曾提到南北药材的差异，只要仔细梳理一下，便可看出有些品种差异不仅仅因产地不同，而且源于植物分类学上的物种差异。例如，有人大声疾呼现在菜市场上的鲜山药又大又扁，形态有异，不再是传统药店见到的模样。实际上，自明朝后逐渐出现药用山药和食用山药之分。药用山药分布较北，河南省武陟县、温县等地栽培的怀山药质佳，尤其是"铁棍山药"等商品规格，其原植物是薯蓣（*Dioscorea opposita* Thunb.）；而食用山药通称为薯，种类较为复杂，分布于南方诸省，原植物包括日本薯蓣（*D. japonica* Thunb.）、参薯（*D. alata* L.）、褐苞薯蓣（*D. persimilis* Prain et Burk.）和山薯（*D. fordii* Prain et Burk.）。

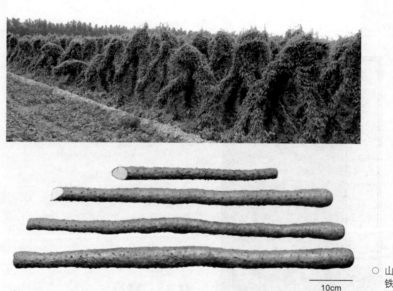

10cm

○ 山药原植物（上）
　 铁棍山药（下）

中药的使用历史悠久，其来源有多样性和复杂性的特点。2010版《中国药典》正文共收载616味中药材，其中157味有两个以上的来源。如北苍术与南苍术、北大黄与南大黄、北五味子与南五味子、关黄柏与（川）黄柏、蒙古黄芪与膜荚黄芪、紫草与新疆紫草、柴胡与南柴胡以及金银花与山银花等，名称上的一字之别代表了不同的生物物种。

适宜的地理条件是道地药材形成的外部条件

众所周知，地形、地貌、土壤、气候、水分、光照等环境因素都会直接影响植物体内次生代谢产物（多为生理活性成分）的形成。古人曰："橘生淮南则为橘，生于淮北则为枳，叶徒相似，其实味不同。"古人观察到，环境不同不但可能造成植物的形态有别，而且使药性有异。

川芎 (*Ligusticum chuanxiong* Hort.) 是著名的川产道地药材，主要栽培于四川都江堰、彭州等地，产量大，药用历史悠久。但是，川芎的栽培变种抚芎 (*Ligusticum chuanxiong* Hort. cv. *Fuxiong*) 染色体发生变异，植株长期不开花，也极少抽茎。主要栽培于江西的抚芎，虽然个大肉肥，但其挥发油和川芎嗪的含量却低于川芎。

两千多年来，中国自然环境的变化可谓沧海桑田。物竞天择，一些道地药材也经历了品种、产地与资源的变迁。如三七栽培原以广西田阳为中心，有"田七"之称，后来中心转移到云南文山。茯苓历史上以云南野生者为主，号称"云苓"，今以湖北罗田"九资河茯苓"为主。20世纪50年代末，中国"大跃进"期间，曾发生过盲目的北药南植，有人一度将人参移植到了海南岛，结果栽出来是外形硕大、内在有效成分却微乎其微的样子货。

据《名医别录》记载，汉代川西和滇西是产犀牛的，现如今犀牛已在中华土地上难觅踪影。中原地区过去也是有老虎出没的，如今华北虎悲壮而去，无论"武松打虎"还是"李逵杀四虎"都只能在历史故事中读到。这些生物物种的濒危为我们敲响了警钟。我们应该认识到，道地药材的产区是自然物质遗产，以我们现在的技术条件，自然环境是不可能被大规模复制的，一旦破坏很难逆转，因此，应当像保护故宫、长城一样保护道地药材的产区。

栽培技术的成熟促进了道地药材的发展

中国是农业大国，古人很早就将农作物的栽培经验应用于药用植物的栽培中。但道地药材为何到了明代才形成规模、形成定局呢？回顾历史，南宋与元代，中原地区战乱不断，千里无鸡鸣。明朝政府的移民政策促进了中原地区农业的大发展。徐光启的《农政全书》和宋应星的《天工开物》便是这一时期农业成就的总结。随着农业发展，栽培经验逐步积累，药用植物的栽培技术也逐渐成熟。当栽培的规模不断扩大、产量及质量逐渐稳定、流通顺畅，使得生产经营药材的成本低于自然采挖时，栽培的药材自然形成主要市场。其中，种质优良、质佳效优的品种经受住时间的考验，为医患认同，声名远播，形成今日所谓的品牌，所以"道地"就是中药材的品牌。

道地药材的代表四大怀药（牛膝、地黄、山药、菊花）自明代以来公认在古代怀庆府（今河南省）栽培者质量优良。关于地黄的栽培方法，早在《千金方》便有记载，李时珍也提到"古人种子，今惟种根"。地黄的这种无性繁殖的栽培方法至今还在采用。现已培育出了个大、产量高、有效成分含量高、抗旱、抗涝和抗病虫害能力强的优质品种。有谁还记得在宋代以前，陕西的咸阳、同州和江苏的彭城、江宁也曾是地黄的传统主产区呢。

传统炮制加工形成了道地药材的特色

名优道地药材往往在炮制加工方面也有其特色。例如，2010版《中国药典》收载了附子的4个炮制品：黑顺片、白附片、淡附片和炮附片；而在附子的道地产区四川江油，还有炮附子、熟附片、刨附片、黄附片等炮制加工品。

山东的驴皮阿胶也可谓成功的范例（见"昔日贡品今良药"一文）。原料中外国的驴皮，经过具有中国特色的炮制加工，就能摇身一变，成为地地道道的中药。

外来药物的归化丰富了道地药材的宝库

在中国道地药材的队伍中，有不少外来客。外国的某些植物，在当地不为药用或地位平平，到了中国却备受青睐。有的经过引种与改良，质量提高，进而转化成道地药材。

例如，木香原产于印度与缅甸，历史上因从广州进口习称"广木香"。而后在中国云南等地引种成功，质量亦佳，习称"云木香"，由于产量日增，质量不错，已成为云南的道地药材，供应国内并出口。

又如，番红花原产欧洲南部，在西班牙、法国、希腊、意大利、印度有栽培。历史上经过西藏进口中国，在明代加入了中医药的大家庭，变成了"藏红花"，主要用于活血化瘀，凉血解毒。因 16 万朵花才能出 1kg 药材，故价格昂贵。现上海、江苏、浙江等地已经栽培成功。道地药材的名单上，说不定将来也会添上"苏红花""浙红花"的芳名呢。

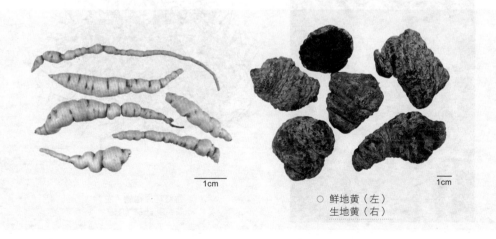

○ 鲜地黄（左）
　生地黄（右）

[道地药材的创新]

道地药材具有优良质量，是中医药行业的特有品牌。道地药材亦具有丰富的文化内涵和知识产权属性，具有较高的经济价值。让质量优良的道地药材深入人心是中药从业人员肩负的责任。原有道地药材的维护和新道地药材品牌的打造也可以借鉴国内外其他行业的经验。

史料的发掘与整理

道地药材的形成有其历史和文化的背景。历史上的医药学家由于知识结构与资讯交流的局限性，对于同一种药材的认识可能不完全一致，往往出现几种最优产地并存的各家学说。如白芷有祁、杭两系；麦冬有川、杭之别；菊花则出现杭菊、怀菊、亳菊、滁菊四美并存。这一切发生在地域广袤、历史悠久的中国不足为奇。古人最早记载或称赞过的品种，并不一定全面真实地反映其道地性，本草

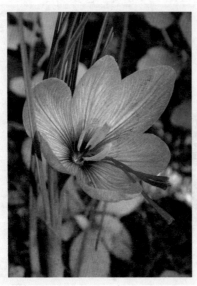

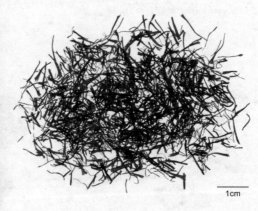

1cm

○ 番红花原植物（左）
　番红花药材（右）

书上没有记载的品种也不能简单说就不是道地药材。对道地药材的历史沿革进行深入研究，既为发展道地药材寻根探源，也是对祖国宝贵文化遗产的传承。以辛夷为例，寇宗奭在《本草衍义》中曾经提到，"有红紫二本，一本如桃红色，一本紫色，今入药者，当用紫色"。由于该书的影响，宋代以后，紫玉兰为辛夷的观点被广为引用，现代的植物志中将紫玉兰 (*Magnolia liliflora* Desr.) 冠以辛夷之别名，一度被收入药典。经过我的文献考证与实地考察，河南南召山区生长的望春花，实为明清至今辛夷的主流品种。因为此地当时非政治与文化中心，加之交通不便，所以没有作为辛夷的主产区写入本草书中。

地方志为中国古代文化的一大遗产，特别是有关民俗与物产的记述尤丰，实为本草学研究的重要参考资料。参看地方志，对于了解天然药物资源的历史，道地产区的变迁都大有裨益。例如怀山药可在明代《怀庆府志》中查到。我曾经到首都图书馆的善本书库对陕西、甘肃、湖北、湖南、河南、安徽、浙江、四川等地明清时期的地方志进行过查阅、分析，有不少收获。以往地方志资料多不对外开放，一般读者不易获得，使得这类宝贵资料沉睡多年。可喜的是，现在多数旧时的地方志已经影印出版，新修地方志也蔚成风气，成为道地药材的研究者寻找佐证材料的文献资源。

通过发掘史料，如本草、方书、医案、正史、地理总志等，探讨道地药材起源与发展的历史沿革，可为道地药材的现代科学研究提供线索。文献考证、实地调查与实验研究在道地药材研究中皆不可缺。

种质基因库的建立

虽然药用植物经过引种改良或选育，药用动物经过驯化，质与量可能大大超过其野生物种，但是保存中药材的基因资源仍是亟待进行的工作。现在著名药材人参和三七道地产区的野生资源濒临灭绝或已经灭绝，这给我们敲响了警钟。动物药也是一样，随着饲养条件的改变，饲养动物的物种特性也在变化，使得药材的性状也发生了明显的变化。例如鸡内金，过去主要来自家庭自然放养，以米、谷、虫为食的走地鸡，药材色金黄，片大，厚实；现在却主要来自笼养、以饲料喂养的速成鸡，药材色暗淡至暗绿，片小而薄。

人们已经认识到，在动植物饲养和培植条件的变化对其遗传特性的影响尚未研究清楚前，应该将现有物种的基因保存起来，保持自然界物种的多样性，保证资源的可持续利用。

英国皇家植物园邱园在 Wakehurst 公园内建成千年种子库 (Millennium Seed Bank)。中国种质资源的保存工作起步较迟，邱园的经验值得借鉴。可喜的是，中国国家濒危野生动植物种质基因保护工程 2002 年在浙江大学启动，计划在 10 年内建立 1600 种动物和 400 种植物的基因资源库。2007 年，中国西南野生生物种质资源库在中国科学院昆明植物研究所建成并投入试运行，已完成了 3000 种 10129 份种质资源的标准化整理和整合，采集了 15028 份重要野生植物种质资源，并实现了 710 种 1764 份种质资源的实物共用。2008 年，中国首座现代化的国家药用植物种质资源库亦在北京中国医学科学院药用植物研究所内落成并正式运行，首次系统、大规模地开展中国药用植物种质资源的收集工作，已入库药用植物种质两万份，实现了对 193 个科 1017 个属种子的长期保存，保存期为 50 年。

我认为无论是国家还是地方的种质基因库，都应该把道地药材种质基因的保存作为重要内容，列入保护计划，将道地药材种植基因的保护工作落到实处。

质量评价体系的优化

过去人们惯用外观性状特征作为药材质量评价标准，如描述宁夏枸杞以粒大饱满、色暗红、肉厚、味微甜等为特点。但这些描述有随意性和不确定性，因此建立道地药材科学的质量评价体系十分重要。一些新的技术和方法，如 DNA 分子遗传标记技术、化学指纹图谱技术、组织形态三维定量分析、生物效价检测的引入将丰富道地药材的系统质量评价体系。我们应当考虑从种源开始，一直到临床试验，综合使用这些质量评价方法，使道地药材的质量稳定而且可控。

国家自然科学基金资助的"道地药材研究"重大项目已正式启动。一些关于道地药材质量评价的研究课题迫切需要开展，如：

1. 道地药材性状特征的系统记述，特别是其有别于非道地药材的外部特征以及栽培驯化后性状特征产生的变化，以便快速鉴别道地与非道地药材。

2. 探索道地药材性状特征与组织结构的关系，开展组织化学研究，建立形态学指标与内在质量的相关性，使对道地药材的质量控制由宏观到微观，并更具可操作性。

3. 通过应用 DNA 分子遗传标记技术和化学指纹图谱技术比较道地与非道地药材的基因特征和化学特征，力求对道地药材有别于非道地药材的特性予以现代的科学诠释。

4. 开展相关的药理活性研究，并结合临床试验和应用，综合评价、验证道地药材的传统功效并探索其可能具有的疗效。

产业链的铸造

既然道地药材为优质中药的代名词，那么新的时代能否打造出新的道地药材呢？答案应当是肯定的。

道地药材的形成和发展涉及人文因素和自然因素。道地药材品牌的维护与打造，是一项综合性的大工程。只有官、产、学、研、商的紧密配合，才可构造道地药材生产的产业链。

1968 年，正处于"文革"时期，我还在上小学。记得毛泽东主席将非洲朋友送给他的芒果转送给入驻清华大学的"首都工人毛泽东思想宣传队"。中国各地纷纷组织盛大的庆祝游行，分享领袖关怀，人们还将芒果制成蜡质模型加以供奉。一时间芒果成为圣果。当然，对大部分中国人来讲芒果确实是稀罕之物，我也是大约二十年后到南方出差，才得到机会一品圣果之味。

芒果 (*Mangifera indica* L.) 是漆树科植物，原产印度，为热带著名水果。中国的本草书籍中亦有提及。广西百色地区的右江河谷属亚热带季风气候带，阳光充足，土地肥沃。独特的地理条件，为芒果落户提供了理想的自然环境。科技人员的参与，为芒果种植业提供了技术保障。如今百色地区芒果的种植面积已经达到 60 万亩，并培育出了金煌芒、桂七芒、台农一号、红象牙芒等几十个品种，在市场上很受欢迎。我曾到百色地区进行实地考察，并参加芒果综合利用的国际研讨会。大会吸引了十多个国家和地区的专家前来，广西中医学院邓家刚教授研究团队有关芒果叶综合利用的研究尤其引人注目。

右江河谷"中国芒果之乡"产业链的形成，芒果新品牌的建立，为我们打造新的道地药材提供了他山之石。

随着《中药材生产质量管理规范》(Good Agricultural Practice for Traditional Chinese Medicinal Materials, GAP) 和《药品生产质量管理规范》(Good Manufacturing Practice of Drugs, GMP) 的实施，为了保证原料质量的稳定可控，一些中药生产企业参与到道地药材规范化栽培的工作中，从而扩大了道地药材的产区。例如，四川的丹参产量中国第一，在中江县已有近百年的栽培历史，为传统的川产道地药材，

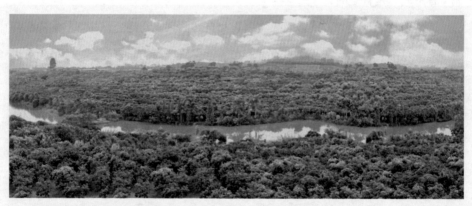

○ 右江河谷芒果之乡（邓家刚提供）

如今，一些中药生产企业在陕西商洛、河南方城大力发展丹参的规范化栽培；山茱萸的传统道地产区是浙江临安、淳安，现在在河南、陕西已建立了规范化栽培基地。规模化、规范化栽培中药，有利于形成新的道地药材。

另外，有相当一部分药材并无"产地 - 质量 - 名声一体化"的优势。实际上，历史上并不是所有的药材都有明确的道地与非道地之分。"非道地药材不处方"的说法有些言过其实，应该理解为是一种医家讲求用好药的理念。这一事实也说明，中药材的品牌——道地药材还有很多发展空间。我们应该从实际出发，列出新道地药材候选名单，规划知识产权与市场战略，从那些疗效明确、资源丰富或易于栽培的中药品种入手，打造新的道地药材，使货真质优的好药材品种越来越多。

> 道地药材是中药中的精品。上苍赋予了人类丰富的中药自然资源，中华民族的祖先也留下了宝贵的中医药文化资源。中医与中药唇齿相依，在长期的医疗实践中，形成了道地药材。反之，道地药材的使用，使中医临床的疗效得到彰显。千百年来，道地药材经历了发展和变迁的过程，现在依然为人们所称道，证明了中医药注重药材质量的精品意识常在，追求用药真谛的精神永存。

君若识草草为宝

民间草药

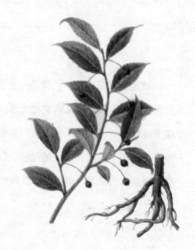

○ 《全国中草药汇编彩色图谱》梅叶冬青（岗梅）

2012 年 5 月，被誉为"会讲话的植物百科全书"的胡秀英博士走完了她光辉的 102 年人生旅程，安然离世。胡博士一生与绿树青草相伴，她的足迹踏遍了香港的山山水水。老人家采集了植物标本 3 万份，留下了众多植物学著作，培育了无数弟子。

[中药界常青树]

我与胡博士相识十几年，得到了她的诸多指导帮助。胡博士在学术界声名显赫，日常生活却十分简朴。一次我从纽约回香港，在飞机上与胡博士不期而遇。当时她已经是九十多岁的高龄，却乘坐经济舱位。胡博士与我在北京医学院的植物分类学老师诚静容教授同是哈佛大学的植物学博士，二人相交甚笃，堪称植物学界的一对老寿星。2002年我邀请诚教授来香港浸会大学，两位老前辈久别重逢，一起来到我正在筹建中的中药标本中心予以悉心指导。

胡博士是植物界的常青树，也是中草药王国的老神仙。对很多植物她随手拈来，不但熟悉其生物学特性，而且连食用、药用价值都可以道出个所以然来。在她的眼中，似乎万草皆宝。胡秀英教授一生致力于冬青科植物的研究，在国际植物学界享有盛誉，有"Holly Hu"之称（holly是冬青的英文名）。她和香港中文大学的研究人员参考民间的用药经验，选择三种冬青科植物苦丁茶、岗梅和救必应为主药，经过实验和临床研究，成功开发出了植物药制剂三冬茶，用于防治感冒、咽炎及上呼吸道感染，取得较好效果。

说来凑巧，我在工作中也与冬青科植物有过缘分。鉴于中国不同地区市售苦丁茶的植物来源不同而欠缺质量控制，我的研究组进行了相关研究，成功将显微技术应用于商品苦丁茶的鉴定。这项研究结果在国际学术期刊《显微研究与技术》(*Microscopy Research and Technique*) 发表。

[草药品种众多]

绝大多数中药、民族药、中西草药来源于植物界。而这些植物药中，一大部分又是草本植物，所以，中国人常把药用植物园称为草药园，把上山采药说成挖草药，可谓君若识草草为宝。

不过，中药和草药的定义还是有所区别的。一般认为，以中医理论指导其临床应用的药物，称为中药。凡缺少完整的理论体系，使用上有一定的区域性和局限性，多以民间口传身授方式应用的药物称为草药。

回顾中国本草学的发展史，汉代《神农本草经》收载 365 种药物，南北朝时《本草经集注》收载 730 种，唐代《新修本草》收载 844 种，宋代《证类本草》收载 1746 种，明代《本草纲目》收载 1892 种，清代《本草纲目拾遗》在《本草纲目》的基础上收载 921 种。到了近现代，1935 年出版的《中国药学大辞典》收载 3100 种，1975 年出版的《全国中草药汇编》收载 3925 种，1977 年出版的《中药大辞典》收载 5767 种，而 1999 年出版的《中华本草》已经收载 8980 种药物。

从以下示意图中不难看出，药物品种的数目，在 20 世纪七八十年代有一个急剧的增长，这与全国范围的中草药运动和中国第三次中药资源普查不无关系。

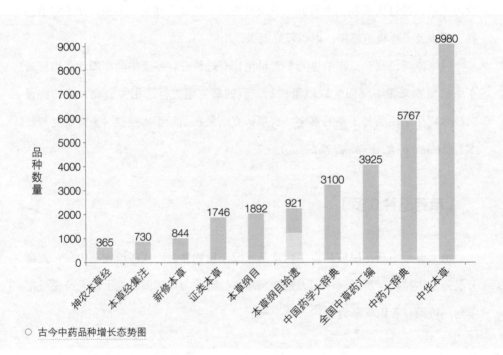

○ 古今中药品种增长态势图

据中国中药资源普查统计，中国药用植物有 11146 种，占药用植物、动物和矿物总数的 90%，药用动物有 1590 种，药用矿物有 80 种。草药是中药的基础与后备军，中药与草药都是国际天然药物王国大家庭的成员。众多临床必需的中药如党参、三七、穿心莲、白花蛇舌草等原本都是"草根阶层"，后逐渐升格为《中国药典》所收载的中药。

[新药的发现]

三七 *Panax notoginseng* (Burk.) F. H. Chen 原产于广西山中，古时用来治疗跌打损伤及杖刑瘀血、刀箭创伤，但并未被《神农本草经》《新修本草》《证类本草》等主流本草著作收载。到了明代，李时珍经临床应用和实际考察后，总结出三七"味微甘而苦，颇似人参之味"，将其作为新增药物，收载于《本草纲目》中，使三七名声大震。随着现代植物分类学、化学、药理与临床研究的深入，三七的临床应用也从早期的简单止血疗伤作用发展到现代用于治疗冠心病、心绞痛、脑血栓等心脑血管疾病。以三七为原料研制的中成药、保健品众多，三七步入了大雅之堂。

大家都听说过愚公移山的寓言，故事就发生在河南省济源县的王屋山下。2008 年我们野外考察途径此地，被一片片的栽培植物所吸引，原来这就是药用植物王国的后起之秀——冬凌草。

唇形科植物冬凌草 *Rabdosia rubescens* (Hamsl.) Hara 在历代本草中并没有记载。当地山民每年夏秋采收一些冬凌草，悬于屋檐下，每有头疼脑热、伤风感冒、喉咙不适，便煮水以代茶饮。民间也用于治疗"噎膈证"（食道癌），效果很好。20 世纪 70 年代开始，中国多家科研单位对冬凌草进行了深入的研究，并被收入 1977 版《中国药典》以及《全国中草药汇编》。后来的研究证实，冬凌草具抗肿瘤活性，并搞清其有效成分，研发为制剂用于治疗食道癌和胃癌，取得较好效果。

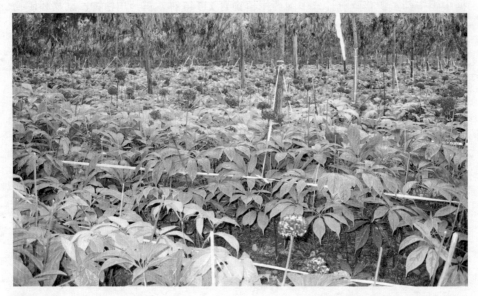

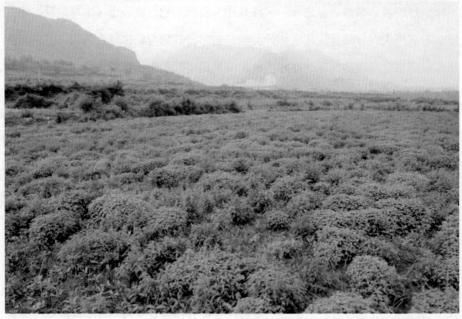

○ 三七的规范化栽培（上）
　王屋山下栽种的冬凌草（下）

冬凌草等民间草药的发掘是"文革"期间中草药运动的成果之一。1965 年 6 月 26 日，毛泽东主席发出指示："把医疗工作的重点放到农村去。"此即所谓"六二六"指示。从 1968 年起，《人民日报》发表了关于农村医疗卫生制度的讨论系列文章，并提出了中西医结合，开展群众性的草药草医运动的口号，从而拉开了中国中草药群众运动的序幕。

我父亲当时也参加了"六二六医疗队"，到北京市最边远的山区密云县与当地的赤脚医生一起调查中药资源。父亲原来是西医，他和全国很多西医一样，都是从那时开始学习使用针灸与草药，开展中西医配合治疗的。可见那次中草药运动的影响有多么大。

中国各地的中药工作者通过调查当地的中草药资源，收集民间使用草药的经验，一时间编写了大量的中草药手册。1968 年卫生部组织了全国性的中草药展览，总结中草药运动的成就，并决定由中国中医科学院（原中国中医研究院）中药研究所牵头，成立一个国家级的编写组，将展出的中草药资料汇编成书，汇总中国中草药展览的成果。这就是《全国中草药汇编》的编写由来。

该书编写于 1969 年，1973 年 12 月完稿，1975 年由人民卫生出版社正式出版。恩师谢宗万先生是该书的主编。当时参加编写的人员有三十多位，其中既有从事植物分类或药物鉴定的专家学者，也有来自地方的中草药研究人员，还有知名中医。

[草药资讯收集]

这部《全国中草药汇编》是中国有史以来最大规模的一次中草药资讯汇编，比较系统和全面地总结、整理了中国中草药关于认、采、种、养、制、用等方面的经验和当时国内外有关科研技术资料。全书分上下两册，上册为常用中药，下册以草药为主。正文共涉及 2202 种，附录 1723 种。连同附录中记载的中草

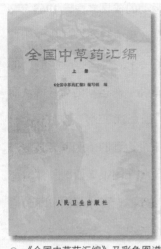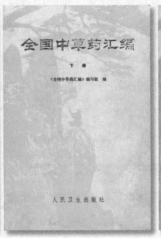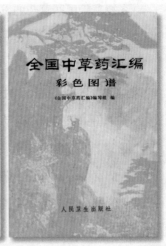

○ 《全国中草药汇编》及彩色图谱

药，总数为 3925 种。在此基础上，1977 年又出版了《全国中草药汇编彩色图谱》，收载精美彩绘图 1152 幅。此三册合为一套，印刷八万余册，当时仅限国内发行。其收药之多、内容之丰富、材料之真实、编写之严谨认真及受欢迎程度之高均是前所未有的。在此前后，中草药的品种数达到历史上的峰值，中草药的地位大大提高，有些被 1977 年出版的《中国药典》所收载。但是，由于这些资讯良莠不齐，后期逐一进行了进一步的科学验证，去粗取精。因此，在《中国药典》后来的版本中草药数目有所删减。

在那个特殊的年代，不论开展什么工作，往往冠以政治运动的名号，大张旗鼓，"中国中草药运动"也自然留在了人们的记忆中。回顾这段历史，特别是一些中草药发掘的历程，确有可圈可点之处。

我早年在学习本草学时，导师就谆谆教诲我说，民间蕴藏着大量的宝贵医药资源有待发掘。30 年来，我外出考察，每到一处，一定去寻访民间草药摊。

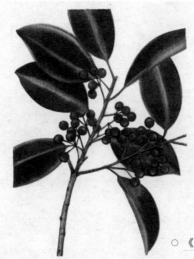

○ 《全国中草药汇编彩色图谱》铁冬青（救必应）彩绘

我们实验室近年收集到的草药手册已有四百余种。这些看上去不起眼的民间医疗手册，虽然水平不一，风格各异，但其中有大量来自基层记述中药资源与疗效的第一手资料。诚然，将草药变成常用的中药或开发成新药，是一个漫长而艰巨的过程。但正如 20 世纪 70 年代中医药工作者从公元 340 年东晋葛洪的《肘后备急方》中找到了青蒿截疟的方法，最终发现了青蒿素一样，这些草药手册是宝贵的资讯来源，实为中医药宝库中的璞玉，不容忽视。

> 胡秀英博士化蝶西去，她所服务过的香港中文大学将获赠八百万元捐款，用于"胡秀英植物标本馆"的建设与相关学科的发展，她采集的植物标本和编著的植物学著作将继续为人类的健康事业服务。
> 君若识草草为宝，识宝后继有来人。

为有源头活水来

中药栽培

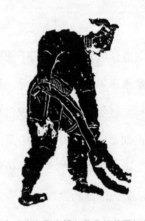

○ 神农氏为中华农耕与药业的共同祖先

2010 年 8 月，第九届两岸四地天然药物资源学术研讨会在广州召开，关于如何保障中药资源的可持续利用，成为会议上的热点话题。与会者对中药资源日益枯竭的现状感到忧心，为大力发展药用植物栽培事业而大声疾呼。"竭泽而渔，岂不获得？而明年无鱼；焚薮而田，岂不获得？而明年无兽"。（《吕氏春秋·义赏》）2000 年前古人的忠告，亦为当今的警世通言。

[国土广袤育众生]

中国幅员辽阔，地势高低不同，山脉河流众多，气候复杂多样，这些自然环境造就了中国的动植物资源非常丰富。据 1985～1989 年第三次全国中药资源普查统计，中国药用植物总数超过 11000 种。

中国是农业大国，这片土地蕴育了千姿百态的植物资源。我们的祖先从各种植物中选育出稻、黍、稷、麦、菽等作物，五谷丰登，养育了世世代代的中国人。同时，把更多无法充饥的植物变成了宝贵的药物资源，以百草治病疗伤，拯救了千千万万的生命。可以说，农耕与药事自古密不可分。

神农氏是传说中华夏农耕与药业的共同祖先。"神农尝百草，一日遇七十毒"的动人传说广为人知。三千多年前的《诗经》中记载了不下 50 种药用植物的名称。1973 年长沙马王堆 3 号汉墓出土的古医书中记载有植物类药 169 种。

古人在从自然界获取药物的过程中，很早便开始为了弥补自然资源的不足及改善质量，将作物的栽培经验应用于药用植物栽培中。一些典籍铭文记录了前人药用植物栽培的宝贵经验。贾思勰的《齐民要术》约成书于北魏末年（公元 533～534 年），书中记述了变野生为家种的栀子、红花、吴茱萸等二十余种药用植物的栽培方法。隋代太医署下专设有"主药""药园师"等职，负责掌管药用植物的栽培。据《隋书经籍志》记载，当时已有《种植药法》《种神芝》等药用植物栽培专著。

明代李时珍的《本草纲目》载药 1892 种，包括植物药 1095 种。书中将植物分为草部、谷部、菜部、果部、木部 5 类，内容涉及药名、产地、性味、形态、炮制等内容。书中重点介绍了引种栽培成功的 259 种常用药用植物，如当归、川芎、附子、黄连、红花、枸杞子、人参、怀牛膝、怀菊花、怀山药、怀地黄、浙贝母、杭麦冬等。

《本草纲目》还介绍了品种选育、栽培技术、施肥规律、病虫害防治、最佳采收期及贮藏防虫等宝贵经验，至今仍然具有重要的参考价值。书中提出的一些未解决难题，亦成为值得深入探讨的学术课题。

[竭泽而渔酿祸成]

尽管中国有丰富的自然资源，但以占世界不到 7% 的耕地维系着世界 22% 的人口的生存。随着人口的不断增加，生活需求的不断膨胀，有限的自然资源，实在难堪重负。作为自然资源一部分的药用植物资源，也面临着枯竭的危险。

药用植物资源的利用，传统上以供应中医临床处方饮片为主。现代中成药的生产大大加快了药用植物资源的消费，而且出现了保健食品、中药提取物、化妆品、天然香料、调味剂、中药饲料添加剂、生物源农药一起竞争药用植物资源的局面，中药材价格一路飙升。伴随着中药原料药国际市场的开拓，中药的消费量进一步增大。

改革开放三十多年来，中国走完了资本主义国家 200 年走过的经济发展之路，也消耗了大量自然资源。保护自然的意识薄弱与商业利益的驱使，使"竭泽而渔""焚薮而田"成为令人痛心的现实。其结果便是使很多动植物失去了赖以生存的自然环境，种群衰退，物种灭绝，现被列入中国珍稀濒危保护植物名录的药用植物已达 168 种。

自然界的平衡一旦被打破，短时间内将难以恢复甚至不可逆转。记得上高中时，一次去林场实习，领班师傅介绍当时中国森林面积只有 7%，而一些发达国家超过 60%。这两个数字给一直为中国"地大物博"而自豪的我极大的触动。谁知 7% 这一小得可怜的数字，现在还在不断下降。在过去 30 年中，一次次的野外考察，我目睹了森林被毁、草场荒漠化、黄河断流、工业污染等令人触目惊心的现实景象。以前在山野路边常见到的许多药用植物，再去时已不见踪影。

在药材方面，自 20 世纪 70 年代末开始，黄芪供不应求，川贝母短缺，石斛濒临灭绝，黄连断档无货，"三木"（杜仲、黄柏、厚朴）基本砍光，甘草储量大幅下滑，人参和三七等植物的野生个体难觅踪迹。药厂的原料药采购困难和临床处方用药短缺等情况时有发生。"巧妇难为无米之炊"，中医"断炊"并非耸人听闻之言。哪个药走红，其原料便短缺。如云南白药系列产品的广告铺天盖地，随之而来的便是名为重楼的原料药供不应求。更不要说那些名声长盛不衰的珍贵药材如冬虫夏草、雪莲花了，在人烟罕至的原产地被采药人地毯式搜索、采挖，濒临断子绝孙的境地。

天然药物王国中原本无忧无虑生长的一株株小草，一棵棵大树，似乎正在发出无奈的哀鸣。不知哪天会被人类"青睐"，而遭受灭顶之灾。

[规范栽培促发展]

中药资源越用越少是不争的现实。常识告诉我们，只有将药用植物像农作物一样栽培生产才能提高产量，控制质量，满足工业化生产和医疗的需要。远古时代，地球上的小麦、稻米、玉米不过同野生的杂草一样，并未脱颖而出。当人们发现了其食用价值之后，经过漫长的选育、栽培过程，使之跃居于当今世界名列前茅的粮食作物。苹果作为水果王国中的佼佼者，其园艺品系不下百余种，野生的、又酸又涩的小苹果自然无人问津。中国具有悠久的药用植物栽培历史，优质的怀地黄、怀山药、怀牛膝、天麻、罗汉果、西洋参都经过引种栽培或选育过程而成为大宗药材。黄芪、铁皮石斛通过栽培推广已缓解了野生资源匮乏的压力，"三木"由野生转向全面种植已走出低谷。银杏也随着近年来的大力推广，即将退出濒危植物的保护名录。相反，一些未能成功饲养或栽培的动植物种，最终或难逃濒临灭绝的厄运。虎骨、犀角人们一定还记忆犹新，补肾壮阳的当家药淫羊藿野生原植物，现正濒于被斩草除根的险境。

众所周知，张骞通西域引进胡麻、葫（大蒜）、安石榴、胡桃；唐代引入莴苣、无漏子（海藻）；宋元年间引入肉豆蔻、胡萝卜、丝瓜；明代引入苦瓜、南瓜、甘薯等。川菜的当家佐料辣椒历史上也并不出自蜀地。中国是当今世界上第一烟草大国，实际上，烟草也是 500 年前才在这块土地上落户的。所以，除了大

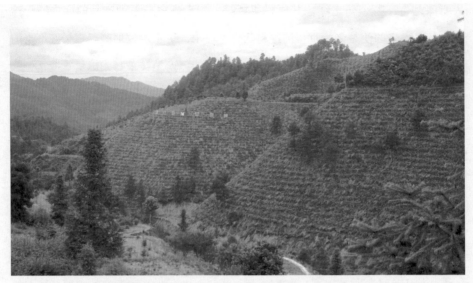

○ 贵州剑河钩藤 GAP 种植基地

力发展中国固有动植物药品种的栽培饲育外，适当引进国外品种也是一条发展之路。

中药材的栽培生产，要逐步实现现代化、规范化、规模化。

2000 年，以周荣汉教授为会长的中药材 GAP 研究促进会在香港成立，作为创会理事之一，我目睹了过去十几年推广 GAP 的可喜进展。2002 年 4 月，国家食品药品监督管理局 (SFDA) 率先颁布了《中药材生产质量管理规范（试行）》(GAP)，其目的就是从药用植物栽培过程开始，规范中药材生产的各个环节，控制影响中药材生产质量的各种因素，以保证中药材"安全、优质、稳定、可控"。2003 年世界卫生组织发布了《药材规范种植与采集的生产质量管理规范》(Guidelines on Good Agricultural and Collection Practices (GACP) for Medicinal Plants)。其宗旨是为了使各国政府确保草药产品的优质、安全、可持续利用，且对人体和环境没有威胁。2004 年，欧盟、韩国、日本等国家和地区也相继制定、颁布了各自的 GAP。截至 2013 年 1 月，中国已经有 114 个药用动植物种植、培育基地通过了 GAP 的认证，涉及 61 种药用动植物。但是，目前市场应用的中药品种源自栽培的仅占 1/4，在短期内，GAP 还不能推广到所有的药材品种，野生与家种需因药制宜、因地制宜。

[药界呼唤袁隆平]

中国虽为农业大国，但农业水平长期以来处于落后状态。农业现代化的程度与人们对农业的重视程度还远远不够。药用植物栽培学是农学与药学的交叉科学，研究方式有着实验室与田野工作相结合的特殊性，田野工作更需吃苦耐劳，

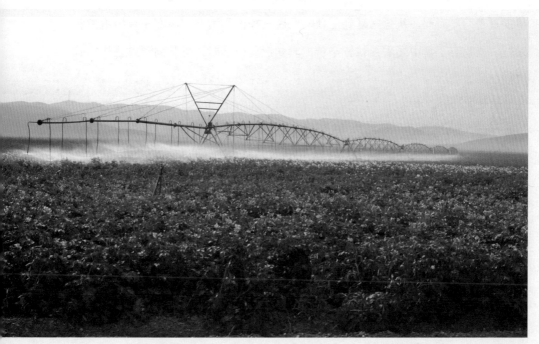

○ 内蒙古鄂尔多斯现代化甘草种植基地

且往往需历时数年才能见成绩。目前，全国中医药院校和科研机构中从事药用植物栽培研究的专家很少，投入药用植物栽培工作的农业技术人员极需中药基础知识的培训。因此，中国现在药用植物栽培研究及技术与规模都不尽如人意，有着巨大的发展潜力与空间。

我曾经对中日药用植物栽培情况进行过比较，日本每个国立综合性大学必有两个学院：一个是医学院，另一个是农学院，有很多毕业于农学专业的学生投身到药用植物栽培行业中。日本汉方药与中国中成药的生产规模不可相提并论，其药用植物资源更为有限，但日本的药用植物栽培技术相当先进，说起来将是另一个值得好好谈谈的话题。

在中国内地生活的50岁以上的人，大多还记得通过领袖之声发布的"农业八字宪法"——"土、肥、水、种、密、保、管、工"。

"文革"后期，我高中毕业后曾下放到北京市良种繁殖场务农，在那里整整度过了两年时间。从抢三夏到三秋，"脱皮掉肉学大寨"，在庄稼地里摸爬滚打，使我有了盘中之餐粒粒皆辛苦的真切感受；同时，也学到了一些作物栽培知识。

虽然那时我们被冠以"知识青年"的称号，但实际上社会知识与专业知识都十分欠缺。我种过的农作物有小麦、玉米、高粱、棉花、水稻等。在农场职工的指导下，我曾在三伏天炎炎烈日下为玉米传粉，人生第一次接触到"作物品种"这个专业术语，明白了培育一个新品种往往需要几代人的辛劳。良种场对我来说，是走上社会的第一大课堂，对于那块土地上的人和物留下了永恒的记忆与思念。2010年我回到了阔别32年的故地，望着一片片绿油油的新品种玉米试验田备感亲切。遗憾的是，当年教给我栽培知识的老前辈有的已经离开人世。听说这里马上就要变成高楼林立的开发区。我触景生情，感慨万千，心底里希望北京良种场的历史不会被忘却，培育良种的重任有人承担。

正是因为有了这段经历，对关乎农事成效的这八个方面，我以为最深奥、最难操作、最花时间的是育种问题。种质对提高作物和药用植物栽培品种的产量与质量作用巨大。如浙江中药研究所等单位选育成功的薯蓣新品种，每公顷产量达到 22500 千克，是野生品种的三倍，有效成分薯蓣皂苷含量达到 2.48%，比野生品种足足提高了 70%。

2010 年夏天，我与北京中医药大学的王文全教授一同进行野外考察。王教授与甘草打交道，二十几年如一日，在中药学术界有"甘草王"之称。在内蒙古鄂尔多斯高原考察时，他向我介绍内蒙古道地药材"梁外甘草"，其色枣红，有光泽，皮细，体重，质坚实，粉性足，断面光滑而味甜。而有些非道地产品，色棕褐，无光泽，皮粗糙，木质纤维多，质地坚硬，粉性差，味先甜而后苦。在漫漫的甘草田中，哪颗苗最壮、最有培植前途，他一望即知。过去这些年，王教授跑

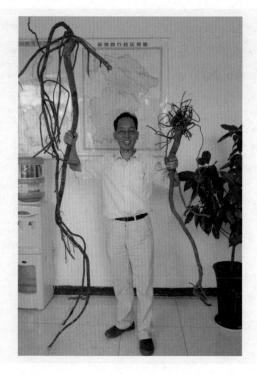

○ 野生甘草原来可以长到如此之大

遍了中国甘草生长的地方，连土带苗将不同地域的百余个特异甘草种质资源迁移到鄂尔多斯高原保存，白手起家，建立了国家甘草种质资源保存量最多的苗圃和栽培试验基地。

这里我不禁想起了中国的"杂交水稻之父"袁隆平，正是他培育出了结实率高和千粒重高的优质稻谷品种，为解决十几亿中国人吃饭的难题立下了丰功。有人计算过，袁教授及其研究团队为中国增加的粮食，相当于两亿农民干的活。这项技术已经在南亚及非洲等地得到推广，在巴基斯坦、印尼、埃及等国家，杂交稻发展得非常成功，产量一般有五六吨，最高的达到每公顷 9 吨以上，而当地的品种每公顷产量只有 1.5 ～ 2 吨。我想，中药界需要更多袁隆平式的科学家，使更多的药用植物栽培获得成功，使更多的种质资源得到保护。我相信，在 GAP 规范下的药用植物栽培是中药现代化的重要组成部分，也是一项新兴产业，其发展必然带来巨大的社会效益和经济效益。

> "问渠哪得清如许，为有源头活水来"，要保障中药资源的可持续利用，必须尊重自然、顺应自然、保护自然，避免竭泽而渔。为此，要大力发展药用植物、特别是珍稀中药品种资源的栽培事业，改变"靠天吃药"的状态，让中医药能够长长久久地荫护人类子孙后代的健康。

药无重名惠万家

混淆品种

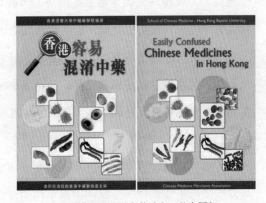

○ 香港容易混淆中药（中、英文版）

香港卫生署 2012 年 4 月 28 日指令某中药材批发零售商，从客户回收所有批次的制附子（制黑附片），因为发现该中药可能混入了制川乌。时隔不过 5 日，卫生署于 5 月 4 日又公布一宗怀疑因服用中药后出现乌头类生物碱中毒的个案，病人的尿液及汤药样本检出了滇乌碱 (yunaconitine)。

吃错药害死人，可为什么药会吃错了呢？

[中药材品种混乱的现象]

　　处方中的药味称作饮片，未经炮制的毒性较大的饮片或必须生用者常加注"生"字，以免误用。二者在成分、药效和用法等方面都有所不同。《中国药典》收载的附子、川乌和草乌均来源于毛茛科乌头属 (*Aconitum*) 植物，前二者分别为乌头 *Aconitum carmichaelii* Debx. 的干燥子根和母根，后者为北乌头 *Aconitum kusnezoffii* Reichb. 的干燥块根。生附子、生川乌和生草乌均被列入香港 31 种常见毒剧中药名单，主要含乌头碱 (aconitine)。但是，调查表明，乌头类药材的入药情况较为复杂，品种混乱现象较易出现。例如，中国北方经销使用的草乌主要来源于北乌头和乌头，而南方有些省区所用的草乌除乌头外，还使用大乌头类（块根长且大）或藤乌头类（地上茎缠绕）多种植物的块根，主要含滇乌碱。滇乌碱与乌头碱均为二萜类生物碱，但前者毒性更大。

　　中药材的品种使用不当，轻则影响临床疗效，重则影响身体健康，甚至会危及生命。此次的制附子回收事件，还严重影响了药材经销商的正常营运。我对欧美的药材市场曾进行过调查，类似的品种混乱问题同样存在。

　　20 世纪 90 年代以来，海内外发生过多宗因服用含有马兜铃酸的植物药导致的中毒事件，如在欧洲、美洲和亚洲多个国家发生的广防己和关木通事件，在香港发生的白毛藤事件等。这些中毒事件的发生均与中药材品种混乱直接相关，如下页图表所示。

　　我们对香港十八区上百家中药房使用的中药材进行了全面调查，收集并鉴定了超过万件中药样品。结果发现，香港市售中药材在不同程度上存在着品种混乱现象，可归纳为以下数种情况。

名称	商品名	拉丁名	科名	是否含马兜铃酸
木通	关木通	*Aristolochia manshuriensis* Kom.	马兜铃科 (Aristolochiaceae)	是
	川木通	*Clematis armandii* Franch.	毛茛科 (Ranunculaceae)	否
		Clematis montana Buch.-Ham.		否
	木通	*Akebia quinata* (Thunb.) Decne.	木通科 (Lardizabalaceae)	否
		Akebia trifoliata (Thunb.) Koidz.		否
		Akebia trifoliata (Thunb.) Koidz. var. *australis* (Diels) Rehd.		否
防己	广防己	*Aristolochia fangchi* Y.C.Wu ex L. D. Chou et S. M. Hwang	马兜铃科 (Aristolochiaceae)	是
	粉防己	*Stephania tetrandra* S. Moore	防己科 (Menispermaceae)	否
	木防己	*Cocculus orbiculatus* (L.) DC.		否
白毛藤	白英	*Solanum lyratum* Thunb.	茄科 (Solanaceae)	否
	寻骨风	*Aristolochia mollissima* Hance	马兜铃科 (Aristolochiaceae)	是

○ 市售木通、防己、白毛藤概览

代用品的应用

当法定正品或历史沿用的中药品种无法获得时，常以药效相同或相近的品种替代。以沉香为例，进口沉香来源于瑞香科植物沉香 *Aquilaria agallocha* (Lour.) Roxb. 含有树脂的木材，主产于印度尼西亚和马来西亚等地。国产沉香来源于同属植物白木香 *Aquilaria sinensis* (Lour.) Gilg 含有树脂的木材，主产于广东、广西、海南和福建等省区。国产沉香曾经是进口沉香的代用品，如今，进口沉香越来越少，白木香是《中国药典》收载的沉香的唯一法定植物来源。

地区习惯用药

一般指有较长地区药用历史和使用习惯的品种。2010版《中国药典》收载的升麻为毛茛科植物大三叶升麻 *Cimicifuga heracleifolia* Kom.、兴安升麻 *C. dahurica* (Turcz.) Maxim. 或升麻 *C. foetida* L. 的干燥根茎，而香港市场上有一种菊科植物华麻花头 *Serratula chinensis* S. Moore. 的根，习称广东升麻，中医处方时二者亦有混用。广东升麻与升麻的亲缘关系相去甚远，是否能作为升麻使用，需进一步研究。

名称混乱

中药一物多名现象很容易导致张冠李戴现象的发生。合欢花为豆科植物合欢 *Albizia julibrissin* Durazz. 的花序，香港地方名为夜合花。而植物学上的夜合花为木兰科植物 *Magnolia coco* (Lour.) DC.，在香港称为合欢花，名称正好相反。

药用部位混用

2010版《中国药典》收载的徐长卿来源于萝藦科植物徐长卿 *Cynanchum paniculatum* (Bge.) Kitag. 的干燥根和根茎，在香港也用全草入药。徐长卿地上部分的药用价值应另行探讨。

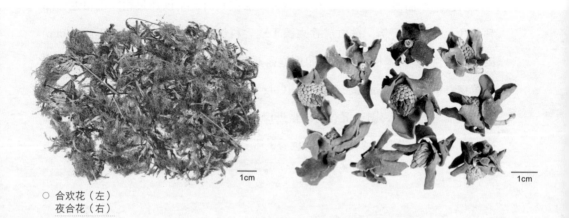

1cm   1cm

○ 合欢花（左）
　夜合花（右）

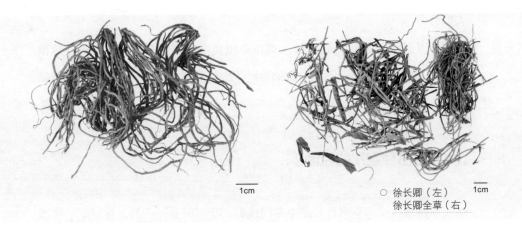

○ 徐长卿（左）
　徐长卿全草（右）

近缘植物混用

　　此类药材的来源相近，其外观性状也较相似。如鸡骨草来源于豆科植物广州相思子 *Abrus cantoniensis* Hance 的全草，而毛鸡骨草则来源于同属植物毛相思子 *A. mollis* Hance 的全草。

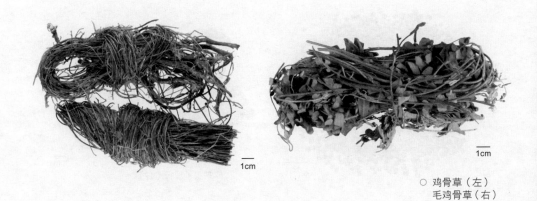

○ 鸡骨草（左）
　毛鸡骨草（右）

人为造假

主要涉及经济价值较高的药材，例如冬虫夏草来源于麦角菌科冬虫夏草菌
Cordyceps sinensis (Berk.) Sacc. 寄生在蝙蝠蛾科昆虫幼虫上的子座和幼虫尸体的干燥
复合体，价格昂贵，常被不法之徒伪造。

[中药材品种混乱的原因]

明代李时珍在《本草纲目》序中专门设有"药名同异"一节，并列举了很多
实例，可见"同名异物"与"同物异名"的问题自古有之。

历史地理因素

中国幅员辽阔，连绵起伏的南岭山脉横亘在两广与湘赣交界地带，形成了一
道天然屏障，隔绝了古代中原地区和地处岭南地区的香港的正常交往。每当道地
药材不能运达时，人们往往就地取材，所用中草药不少也为当地所独有。

2010版《中国药典》收载的王不留行来源于石竹科植物麦蓝菜 *Vaccaria segetalis*
(Neck.) Gracke. 的成熟种子，而在香港习惯使用的广东王不留行来源于桑科植物
薜荔 *Ficus pumila* L. 的花序托。二者虽名称类似，亲缘关系相去甚远。

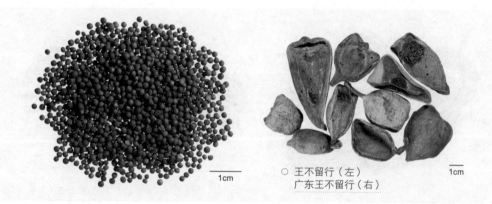

○ 王不留行（左）
　广东王不留行（右）

古代典籍记载或考证有误

红花来源于菊科植物红花 *Carthamus tinctorius* L. 的干燥花，在古代亦称红蓝花。《本草纲目》将红花误认为是番红花，即鸢尾科植物番红花 *Crocus sativus* L. 的干燥柱头，称："番红花出西番回回地面及天方国，即彼地红蓝花也。"

地肤子来源于藜科植物地肤 *Kochia scoparia* (L.) Schrad. 的干燥成熟果实，在香港的混淆品为茺蔚子（唇形科植物益母草 *Leonurus japonicus* Houtt. 的干燥成熟果实）。陈仁山在《药物出产辨》中记载："地肤子，产广东肇庆，以益母草为真。"

外形相近，貌似实异

威灵仙的主流品种来源于毛茛科植物威灵仙 *Clematis chinensis* Osbeck 的根及根茎。因为外形相似，香港市场曾有以小檗科植物桃儿七（鬼臼）*Sinopodophyllum hexandrum* (Royle) Ying 的根及根茎混入威灵仙，导致中毒的事件发生。

语言文字因素

三七与川三七（牛尾七）的来源完全不同，前者为五加科植物三七 *Panax notoginseng* (Burk.) F. H. Chen. 的根，后者为百合科植物开口箭属植物 *Tupistra* sp. 的根茎，只是因为二者都有"三七"二字，在香港市场上出现混乱。

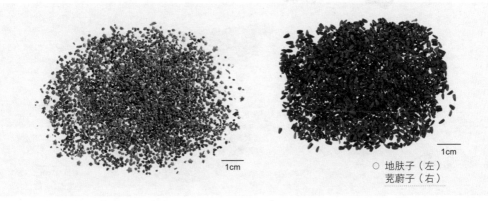

○ 地肤子（左）
　茺蔚子（右）

[中药材品种混乱的解决措施]

澄清混乱，建立标准

澄清中药材的品种混乱，首先需要立标明真。从 20 世纪 80 年代开始，中国组织开展 "常用中药材品种整理和质量研究"，对两百多个类别的常用中药进行了系统研究。2010 版《中国药典》收载了 591 种原药材与相应的 648 种中药饮片。现在，香港衞生署组织制定的《香港中药材标准》1 ～ 6 册已经出版，收载了 200 种中药材。这些研究对于保证药材质量，保障用药安全有效，促进中医药学的发展，均有重大的科学意义和实用价值。

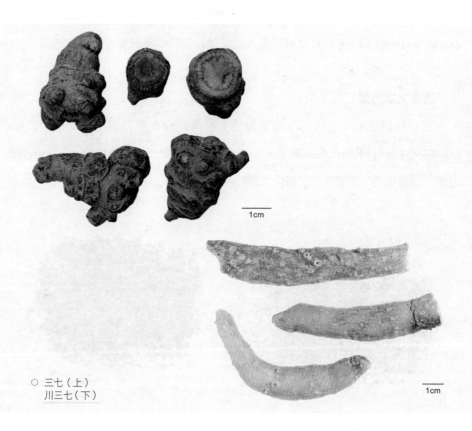

1cm

1cm

○ 三七（上）
　川三七（下）

加强技术培训，提高业界水准

澄清中药材的品种混乱，需要提高中药从业人员的中药鉴定技术水平。香港浸会大学中医药学院多年来一直致力于在香港构建中药鉴定技术平台，并在海内外产生了良好影响。我们还在积极配合香港特区政府与香港检测和认证局开展中药鉴定技术的人才培训，为将香港发展成国际中药检测和认证中心贡献力量。

加强产供销链的管控

为了保障中药的安全生产与使用，实行现代化的质量管理十分重要。中药材从山野田间到临床使用的过程中，生产、供应、销售的链条很长，经过的环节众多。在中药产供销链中，既要从源头抓起，又要实现全程质量控制。我曾在饮用某种刺五加饮品前，看了看瓶子上的标签，却发现植物图为伪品红毛五加。真不知道自己喝的到底是什么。如果厂家用的是伪品，却用了正品名，又增加了药材品种混乱的范围。为了杜绝伪劣药材进入市场，除了药检部门对药材市场进行抽查监督外，还要实行药材名称的标准化，如一种药材一个名称，炮制前后各有其名，废弃企业习惯用名，严管包装标签上的名称等，可以减少同名异物、同物异名造成的混乱问题。总之，药名的规范化应该作为中药质量监管的一部分。同时，在产供销链的各个环节应有真实完整的记录，不仅要做到药无重名，还要能全程追踪。如刺五加饮品的问题，无论何种原因，都不应作为合格的商品流入市场。

政府、学界、业界的通力合作

冰冻三尺，非一日之寒。中药材品种混乱现象是千年遗留的历史难题。澄清混乱是一项艰巨的工程，非一蹴而就，需要学界、业界与政府的通力合作。

大约十年前在香港工业贸易署的资助下，由香港浸会大学中医药学院和香港中药联商会统筹，香港三十多个团体参与了澄清香港混淆中药的研究。在调查与实验的基础上，编著出版了中英文版《香港容易混淆中药》一书，在香港免

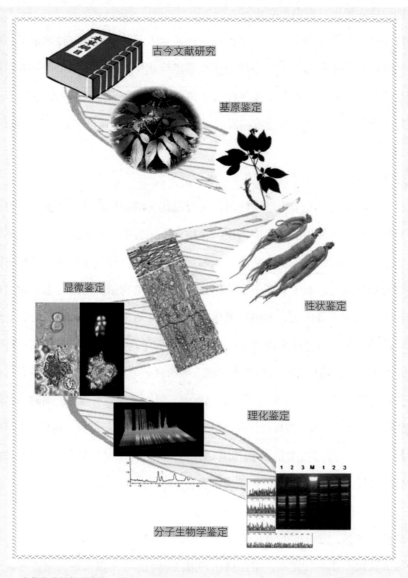

古今文献研究

基原鉴定

显微鉴定

性状鉴定

理化鉴定

分子生物学鉴定

○ 中药鉴定的标准流程，发表于 *Planta Medica*

费派发逾两万册，也在中国内地与中国台湾进行了推广。官产学相结合的学术推广，使香港市售中药的混淆品种大为减少，在国际中药市场上起到了示范作用。英国伦敦大学教授、著名生药学家 Michael Heinrich 也在国际学术杂志 *Journal of Ethnopharmacology* 中专门撰文推荐此书。美国注册针灸师和草药学者 Eric Brand 和美国草药典委员会主席 Roy Upton 对全美十三所政府认可的中医学院的附属诊所的药房和芝加哥、洛杉矶、旧金山、纽约等地唐人街中药材批发零售商进行了调查，发现本书收载的一些中药材品种混淆现象在美国也有出现。追根溯源，美国的中药材，相当一部分是由香港在美国的分公司代理销售的，说明香港作为国际中药贸易中心，商品中药材的混淆问题对海内外中药市场的状况都有直接的影响，理应引起高度重视。

中药材是中药饮片、中成药以及保健食品、汤料、凉茶的重要材料。为了避免中药材品种混乱造成严重危害，恩师谢宗万教授生前倡导"药无重名惠万家"。香港是国际中药贸易的中心，其影响辐射全球。检测认证是特区政府提出的发展香港的六大优势产业之一，也是国家"十二五"规划支持的优势产业。香港有责任，也有能力在澄清中药材品种混乱，建立中药国际标准，实行现代化的质量管理方面发挥示范作用。

望而知之谓之神

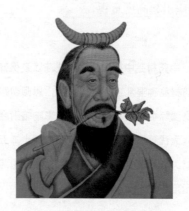

○ 神农尝百草图（胡春福绘）

2010年，在世界卫生组织西太区草药论坛 (Western Pacific Regional Forum for the Harmonization of Herbal Medicines, FHH) 第四届国际研讨会上，一位韩国专家向我提出了这样的问题：沉香与白木香或其他混淆品如何鉴别，因为二者的树脂类成分用化学手段无法区别。我告诉他，沉香入水而沉、燃而有香气，故名。此两点，也是目前鉴别沉香真伪与优劣最简单而实用的方法。我们这里交流的是天然药物的经验鉴别，经验鉴别是中药鉴定的重要组成部分。

[什么是经验鉴别]

通过眼看、手摸、鼻闻、口尝、水试、火试等简便易行的方法来鉴别中药材的外观性状，进而判别药材真、伪、优、劣，称为性状鉴别法。因该法为历代医药学家经验累积所得，又称为经验鉴别法。

中药的经验鉴别几乎无需检验成本，最为简便实用，还不会造成环境污染。在实际工作中，尤其在基层中药店、医院药房、药材仓库、中药市场等处，经验鉴别的应用很广泛。一个有丰富经验的中药师，不但可以通过对外观性状的观察，判别多数药材的真伪优劣，还可以对部分药材的产地、是野生或家种，以及生长年限作出一个大致的评估。

但令人忧虑的是，目前一些中药研究与检定机构，过度依赖仪器分析，增加了检验成本不说，还导致笑话频出。我为某国际杂志审稿时，见到一篇来自法国学者的显微鉴别研究论文，因作者不认识中药材，分不清白芍、赤芍与牡丹皮，错用了实验材料，接下来的显微鉴别结果自然面目全非，白白浪费了金钱与宝贵的时间。

另有研究报道，应用 DNA 技术，可以将半夏与水半夏、三七与川三七、五加皮与香加皮区分开来，帮助解决中药鉴别的难题。其实在有经验的中药工作者眼里，以上这些中药正品与混淆品的区别一目了然。我们不应该为了赶时髦，牵强地套用一些本不该使用的技术。《韩非子》中有一则"郑人买履"的寓言，讲的是有人只相信量好的尺寸却不相信自己的脚，结果没有买到鞋的故事。该寓言讽刺了世人不顾实际情况，只相信教条的做法。这与如今中药鉴定实践中很多人只相信仪器，不相信自身的能力又有何异？殊不知人的感觉器官本身就是灵敏而简便的检测工具。下面就来具体谈谈中药从业人员必须掌握的一个基本功——经验鉴别。

［经验鉴别的历史］

神农尝百草的传说道出了中华民族祖先寻找中药的最初途径。一个"尝"字，生动地描述了经验鉴别在中药材鉴定中的重要作用。经验鉴别凝聚了千百年来中医药界前辈的宝贵经验，这些经验有的以父子相传、师徒相授的方式在民间加以承继，有的记录在典籍中得以保存。近现代，一些代表性的中医药著作，对以往老药工口传心授的宝贵经验也进行了系统的总结。

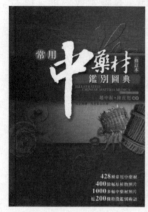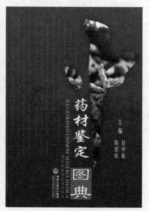

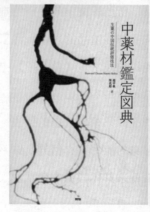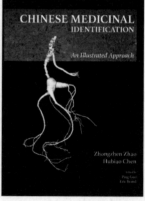

○ 赵中振、陈虎彪主编《中药材鉴定图典》（繁体版、简体版、日文版、英文版）

[经验鉴别的基本内容]

观形

许多容易混淆的中药可以通过对外形的比较而得到区分。不少经验术语形象生动、言简意赅、一语中的。例如，"芦长、碗密、枣核艼，紧皮细纹、珍珠须"，仅 14 个字，就清晰地道出了野山参的主要鉴别点；"珍珠鳞"逼真地描述了蛤蚧体表灰色圆形如珍珠状微凸的小鳞片；"罗盘纹"则形象地表述了商陆横断面的同心环纹。

此外，古人也常以外形特征为标准评价中药的质量，如古代本草中记载："肉苁蓉肥大柔软者佳，干枯瘦小者劣。"

察色

药材的颜色也是一个重要特征。正如古代本草所言，龙胆，"凡用根，肥长色黄白者佳"；木香，"形如枯骨者佳，肉色青者优，黄白者次之，色黑油者下"；黄连，"选粗大黄色鲜明，多节坚重，相击有声者为胜"等。

药材的颜色与其质量密切相关。如麻黄的"玫瑰心"就是指麻黄的近红色髓部。实验证明"玫瑰心"正是麻黄类生物碱的主要分布部位。

闻气、尝味

气指鼻闻后的感觉，如香、臭等，包括直接嗅闻完整的药材，或于剥碎、搓揉、折断药材时闻到的气味。每种药材，都不同程度地具有特别的气味，尤其是一些含挥发油的药材，香气尤为明显，如川芎、当归、辛夷、薄荷等。传统经验认为，此类药材，以香气浓者为佳。

味指口尝后所感觉到的真实味道，如酸、苦、甘、辛、咸、涩等。中药的味与其内含化学成分的种类以及含量密切相关。如黄连的苦味与所含的生物碱类成分有关，一般来说味越苦，生物碱含量越高。甘草的甜味与其含甘草甜素有关。

应当指出的是，中药经验鉴别所指的气味，与中药临床应用时所指的气、味是不同的概念。前者指的是感觉器官的直接感受，后者却用来概括中药药性和临床功效特点。

水试

有些中药材入水后会产生特殊的变化，可资鉴别。例如，荆三棱坚实体重；泡三棱则体轻，两者入水即可相辨别。红花用水浸泡后，水变成金黄色，花不褪色；番红花浸泡后先呈现一条黄色线状带，直接下垂，柱头膨胀呈长喇叭状，水渐渐变成黄色，不显红色；秦皮浸入水中，呈现碧蓝色，浸出液在日光下可见蓝色荧光者为真。古人亦有记载，称："桉木……剥取其皮，以水浸之，正青。"

火试

该法是利用中药火烧或烘焙后产生的气味、颜色、烟雾、声响、膨胀、熔融及燃烧程度等现象进行鉴别。如海金沙，火烧后产生爆鸣声及明亮的火焰，无灰渣残留。

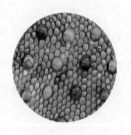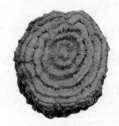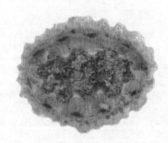

○ 蛤蚧的珍珠鳞（左）
商陆的罗盘纹（中）
麻黄的玫瑰心（右）

[经验鉴别的科学内涵]

中药的性状不仅是药材的外形特征，也是药材内部组织结构及其内含化学成分的外在表现。

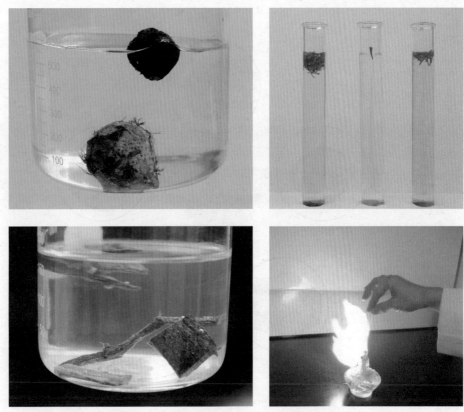

○ 荆三棱（下沉）、泡三棱（上浮）入水后的现象（左上）
红花、番红花入水后的现象（右上）
秦皮入水后的现象（左下）
海金沙燃烧现象（右下）

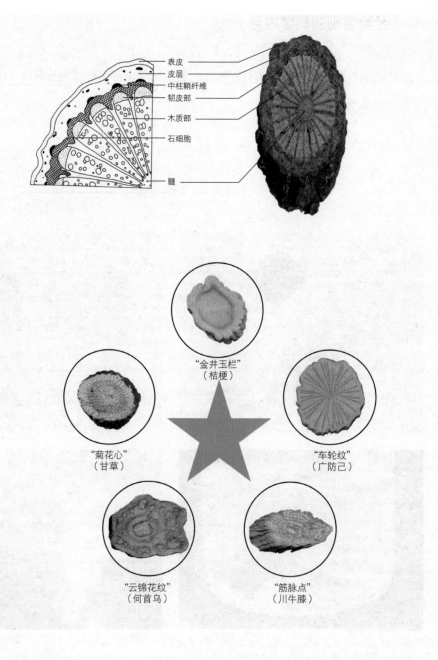

表皮
皮层
中柱鞘纤维
韧皮部
木质部
石细胞
髓

"金井玉栏"
（桔梗）

"菊花心"
（甘草）

"车轮纹"
（广防己）

"云锦花纹"
（何首乌）

"筋脉点"
（川牛膝）

○ 青风藤的外形特征与解剖构造（上）
　 经验鉴别术语示意图（下）

外形特征与解剖构造

随着植物解剖学的发展，显微鉴定技术在中药鉴定中得到了广泛的应用。在此基础上，再来观察药材的性状特征，就会发现二者有密切的关系。例如，从药材青风藤的横切面可清晰地看到其外形特征与解剖构造的对应关系。

古人在鉴别药材时，曾使用不少形象的术语，而这些经验鉴别术语与其解剖构造具有密切联系。"菊花心"是指药材横断面的放射状纹理，形如开放的菊花，其实质反映出木质部射线与韧皮部射线的交错构造。"车轮纹"指药材断面木质部射线呈均匀放射状排列的纹理。"筋脉点"指药材折断后，其纤维束或维管束呈参差不齐的丝状，犹如人体的筋脉；切断后，在整齐的药材切面上则为点状的痕迹。"云锦花纹"指何首乌横切面皮部中由多个异型维管束组成的云朵状花纹。"金井玉栏"指药材的断面，中心木部呈淡黄色（金井），皮部为白色（玉栏）。

气味与化学成分

中药的气味常直接与内在化学成分相联系。植物化学学者通过对中药化学成分的研究，阐明了不少产生"鼻闻之气"和"口尝之味"的物质结构。例如，鱼腥草具有鱼腥气，与其所含鱼腥草素有关；鸡屎藤具有鸡屎臭气，与其所含的挥发油中的众多成分有关。具酸味的中药一般含有机酸类成分，如山楂、山茱萸等；具有苦味的中药与其含有生物碱、环烯醚萜苷以及一些皂苷类成分有关，如黄连、栀子等；具有甜味的中药往往含有糖类成分，如党参、枸杞子等；具有辛味的中药往往含有挥发油类成分，如干姜、细辛等；具有咸味的中药与其富含无机盐类物质有关，如牡蛎、大青盐等；具有涩味的中药与其含有鞣质类成分有关，如五倍子、诃子等。并且，中药气味的浓淡与中药内在某些化学成分含量的高低密切相关。

千百年来，中药经验鉴别的方法解决了不少中药生产与临床应用时的质量把控问题。随着社会的发展和环境的改变，市场流通的药材性状有所改变，但相应的性状鉴定描述尚未及时更新，也未建立标准化的描述规范。中药经验鉴别正面临众多新出现的课题，应不断充实创新，与时俱进。

翻开《中国药典》和《香港中药材标准》，中药的性状描述列于各种鉴别方法之首，可以说经验鉴别至今仍是中药鉴定学的重要内容之一。《日本药局方》《美国药典 / 国家处方集》《欧洲药典》《英国药典》《印度药典》《越南药典》《菲律宾药典》《韩国药典》等均详细记述了所收载天然药物（主要是植物药）的外观性状。

恩师谢宗万教授积 60 年本草学与药材鉴定的宝贵经验，提出了"辨状论质"的观点。如同中医临床"辨证论治"诊病一样，"辨状论质"是中药经验鉴别的精髓，应当认真整理继承，发扬光大。

《难经》云："望而知之谓之神，闻而知之谓之圣，问而知之谓之工，切而知之谓之巧。"无论过去、现在与将来，中国内地还是海外，望而知之的经验鉴别都是中药鉴定的基本方法之一。当世同仁、后辈学子须不懈努力，传承推广。

19 世纪之前，中药的鉴定一直靠经验鉴别。这种方法的缺点是主观性、随意性较大，对观察生物体的组织、细胞等微小构造无能为力。而中药鉴定的第二个方法，即显微鉴别则可以解决这些问题，详见下文。

丸散膏丹今当辨

显微鉴别

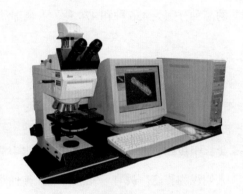

○ 显微摄影和图像处理设备

2010 年，香港特首曾荫权在其施政报告中提到，发展香港的六大优势产业以配合经济转型。其中一项为检测认证产业，包括建材、珠宝、食品与中药四个方面。香港检测和认证局 (Hong Kong Council for Testing and Certification) 正在积极将中药显微鉴别列为认证项目之一，使其与化学方法一样，作为常规检验手段，此举标志着这一技术的认可度得到提高。那么，显微鉴别究竟是怎样的技术，其应用范围与前景又如何呢？

[什么是显微鉴别]

根据在显微镜下所呈现的细胞、组织、内含物等微观特征，以确定中药真伪及优劣的方法，称为显微鉴定法。该方法具有快速、简便、准确的优点，是中药鉴别的主要方法之一。所谓快速，是指制样和检验的快捷、迅速，只要在显微镜下观察到样品中某组分的专属特征，即可确定该组分的存在，有时仅需几分钟即可完成。所谓简便，是指操作方法和设备的简单、方便。一般只需要显微镜和一些常规的检验试剂，检验成本低，污染小，适合于中药的常规检验，尤其对于中成药，利用上文提到的性状鉴别是无法检验的，因此显微鉴别的作用有独到之处。2010版《中国药典》收载的中药材与中成药"鉴别"项下，采用显微鉴别的品种分别为436种和476种，占全部品种的70.78%和44.82%。

[显微鉴别的历史]

在中成药中，植物、动物、矿物原药材经过炮制加工、粉碎研磨，其外形尽失。中成药还常含有各种辅料，使得中成药的组分十分复杂。中成药鉴定一直被人们视为畏途，故有"丸散膏丹，神仙难辨"之说。因识真殊难，故造假颇易，市场上伪劣中成药层出不穷。

19世纪显微镜的诞生，为解决这一难题提供了利器。1838年，德国学者M.J. Schleiden阐明了细胞是构成植物体的基本单位，并开始用显微镜观察生药的显微构造以鉴别不同来源的生药。此后，英国、德国、法国、美国等欧美国家对常用生药进行了显微鉴定研究，并将显微鉴定法收入国家药典。

日本是开展药材显微鉴别研究比较多的国家。生药学家下村孟在20世纪50年代出版了专著《粉末生药学》，其后又与夫人下村裕子出版了《生药学实验》等书，这些专著对中药显微鉴别具有重要的参考价值。《日本药局方》较早收录了粉末生药鉴定的内容。

中国真正开展药材的粉末显微鉴别研究是在 1949 年以后。南京中国药科大学的徐国钧教授是中国显微鉴别的奠基人之一。1951 年徐先生发表了 101 种药材粉末鉴定的检索表，开中药粉末显微鉴别之先河。此后，他陆续对四百余种中药进行了显微鉴别研究，1986 年他主编的《中药材粉末显微鉴定》一书正式出版。同时，他也将显微鉴定技术应用到中成药的鉴别当中。

在中国第七和第八个五年计划期间（1986 ～ 1995 年），徐国钧教授和北京大学医学院的楼之岑教授主持完成了《常用中药材品种整理和质量研究》的重大项目，对 213 类中药材（植物药材 197 类，来源于 1619 种植物；动物药材 16 类，来源于 112 种动物）进行了品种整理与质量评价研究。这是 1949 年以来中药品种和质量研究的系统大总结，而显微鉴别是重要内容之一。

[与显微鉴别结缘]

我开始接触中药显微鉴别是在大学三四年级。1981 年，母校北京中医学院的杨春澍教授安排了一次学术报告，报告人正是徐国钧先生。我清晰地记得，徐先生那次报告的内容是由五十多味中药组成的再造丸的显微鉴别研究。随后半年

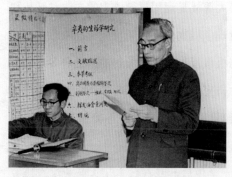
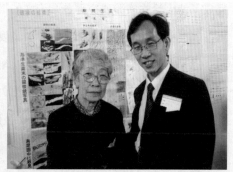

○ 楼之岑先生主持我的硕士学位论文答辩（左）
  与下村裕子教授在日本药学大会上（右）

的毕业专题实践，我选择了跟随中药鉴定专家李家实教授进行威灵仙的显微鉴别研究。

1982年就读研究生，导师谢宗万先生安排我到北京大学医学院选修楼之岑先生的生药学课程。那半年，我每周两次骑着自行车去北医听课，当时实验设备不足，有时我还要骑着自行车背上一架老式的德国蔡司显微镜去做实验。楼先生的渊博学识和严格要求，让我学到了不少知识，可那时用的显微镜以反光镜做光源，清晰度不高，一天下来，常搞得我头晕眼花。说实话，我当时对显微鉴别这一科目几乎丧失了兴趣。好在我的专题主要内容是中药辛夷的本草学与植物分类学研究，用到显微镜的机会不多。经过三年的努力，我顺利获得了中药学硕士学位，但在中药显微鉴定方面的知识尚显不足。

可能是命运自有安排。当我有机会去日本东京药科大学学习时，进入了生药显微鉴定专家下村裕子教授所在的研究室。这样，我不但要几乎从头学日文，而且要从事自己当时并不怎么喜欢的组织粉末显微鉴别。当时，下村教授在进行日本德川幕府保存的药丸研究，她的副手指田教授着手研究日本著名的正仓院博物馆保存的中国唐代高僧鉴真六渡东瀛所带去的厚朴，也在尝试应用显微鉴别方法对其进行研究。老师们对生药显微鉴定的执着精神与认真的工作态度深深地影响了我，重新激发了我对显微鉴定的兴趣，并逐渐进入状态。我在日本和中国两地完成了博士论文实验研究部分，论文的很大篇幅是运用显微鉴定的方法对厚朴和木兰属其他植物进行研究，还用显微镜发现了植物树皮年轮样构造。在此期间，除了恩师谢宗万教授，药用植物学家肖培根教授也给了我殷切的鼓励与多方的指导。我与国内两名合作者共同完成的相关研究成果"树皮年轮的研究及在生药学方面的应用"先后荣获1989年国家中医药管理局科技进步一等奖和1991年国家科技进步二等奖。

1992年在日本东京药科大学获得博士学位后，我在日本星火产业汉方研究中心工作了七年，主要负责中成药的检验。在日本，专业人员就是专心做研究，很少受到杂事干扰。每天从早到晚，我大部分时间都和显微镜、中药饮片、中成药打交道。我的实验报告对于一个成药是否能进口、市场定位等至关重要。最具挑战性的是，有时候日方手里有处方，中方厂家知道如何投的料，只有我一人蒙在鼓里。我要通过自己的工作揭开处方的秘密，确认产品的质量。在以工作精细著称的日本，年复一年硬碰硬的第一线工作，我积累了宝贵的实战经验。在此期间，我成功地制定了一系列中成药显微鉴定的标准，并获得日本厚生省的批准，为14个常用中成药进入日本市场开辟了道路。

随着时间的推移，我在中药显微鉴别领域有了一定影响。日本青森县的警察署长就曾托我鉴别一批被控价格畸高的药丸（每丸3万日元左右），说是韩国产的，想知道是什么药。我通过显微观察发现，其组成与中国的古方人参养荣汤相同。一天，日本电视台来到实验室拍摄我用显微方法鉴别中成药的情景。我当时真不

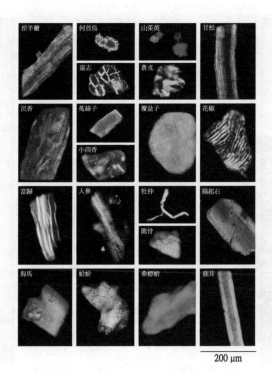

○ 至宝三鞭丸部分组成药物
在偏光显微镜下的特征

200 μm

115

觉得其貌不扬的本人、平平常常的显微镜和一堆丸散膏丹有什么好拍的。几天后电视节目播出了。荧幕上，先是一架飞机腾空而起，接着是飞行员炯炯有神的眼睛，再下面是熙熙攘攘的横滨中华街……最后的镜头聚焦在我用显微镜观察的杞菊地黄丸上。这个专题报道的主题是"中国中药真神奇"。

我在研究中药显微鉴别时，不断学习并开拓使用新技术。例如中成药至宝三鞭丸由39味中药组成，常规显微镜对有些组分的鉴别难度颇大，我采用偏光技术进行观察，得到了很好的结果。我常比喻说，如果把在普通光学显微镜下观察中药的鉴别特征比做在太空中寻找星星的话，那么偏光显微镜则是提供了黑夜的背景，使要寻找的发光物体更易于察见。通过光学显微镜与偏光显微镜的对照观察，可以使中药材和中成药显微鉴别的应用范围和准确性大为提高。关于应用偏光显微技术鉴别中成药，我发表了一系列论文，此法后来被推广应用，销售偏光显微镜的精明商家在网络上作广告时还加以引用。

十年磨一剑。我把自己在日本十年学习研究的心得、资料汇集起来，整理了大量的第一手照片和资料，真实、生动地再现了中药在显微镜下的万千景象。我就读北京中医药大学时的专题指导老师李家实教授1997年来日本访问时，我向

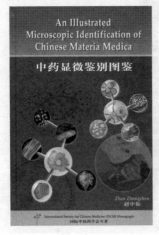 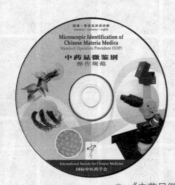

○ 《中药显微鉴别图鉴》（左）
中药显微鉴别操作规范光盘（右）

116

她汇报了自己的工作进展。李老师欣喜异常，她感叹道，要是徐国钧先生能见到这些该有多高兴呀。1998 年在南京召开的"全球华人中药现代化研讨会"期间，我与北京大学的屠鹏飞和蔡少青两位教授同行去徐先生府上看望。徐先生当时虽病重不能言语，但听了我的汇报后，眼睛里现出激动的泪花。看到我所敬仰的前辈殷切的目光，我好似有了充电的感觉。前辈们的激励对我后来继续深入进行中药的显微鉴别研究无疑是一个巨大的推动力。

回国时我将这些研究成果提交给中国药典委员会，希望能对国内的中药鉴定工作有所帮助。其后我应邀担任主编，与中国药典委员会的专家们共同出版了《中华人民共和国药典：中药粉末显微鉴别彩色图集》。这本专著为从事中药检验、教学、科研、生产、供应和使用的人员提供了实用参考。目前，我和我的研究组正在继续积极参与 2015 版《中国药典》的显微鉴别研究及编写工作。

[构建中药鉴定技术平台]

1999 年春，我来到香港浸会大学中医药学院执教，时值香港中医药大力发展的春天，同年香港政府还颁布了《中医药条例》，并开始制定一系列相关指南。这些为中药鉴定的应用研究提供了用武之地。

中药的显微鉴别工作，需要根据检品在显微镜下呈现的微观特征和已知中药材对照品比较做出判断，因此，首要的工作是建立中药材对照品资料库。我与有关部门密切协作，在香港浸会大学建立了香港第一个也是唯一一个中药材对照品资料库，每个对照药材均经过严格鉴定，有明确的产地记录和相应的原植物标本，为构建中药鉴定技术平台奠定了基础。

中药的显微鉴别是一门经验性很强的学科。为了使从业人员尽快掌握有关技术，建立标准的操作规程十分重要。由香港大学资助委员会支持，从 2000 年起，我们用了 5 年时间进行实验研究，后由澳门国际中医药学会资助出版了《中药显微鉴别图鉴》（中英文对照）并建立相应的图像资料库。我们将"中药显微鉴别操作规范"制作成光碟附在书后，介绍了显微鉴别技术用于检定中药材和中成药的全过程。在 DVD 光碟中，有普通话、广东话、英文三种语言可供选择，担任解说的是张德兰女士。张女士是香港著名歌星，20 世纪 80 年代，曾经在中央电视台的春节晚会上独唱；她也是浸会大学中医药学院兼读课程的学员，对中医药情有独钟。她那甜美的声音让这本书的香港使用者倍感亲切。

《中药显微鉴别图鉴》采用显微摄影和图像处理技术，真实、生动地再现了常用中药材的显微特征。英国皇家植物园中国药用植物鉴定与保护中心主任 Christine Leon 在书的序言中写道："过去二十年里，西方大学都没有将生药学作为主要学科，严重阻碍了西方中草药质量保证系统的建立。此图鉴的出版，为此作出了有意义的贡献，足以填补生药学科上的一大空白。"

我们先后对常用中药材、西草药、民族药材、贵重药材、毒剧药材、中成药及煎煮或提取后的药渣进行了系统的显微鉴别研究。这些实验研究结果除了写成中文论文外，更多的发表在日本和欧美国家的专业杂志上，如 *Journal of Natural Medicines*， *Microscopy Research and Technique*， *Journal of Food and Drug Analysis*， *Journal of Microscopy*， *Analytical Chemistry*， *Planta Medica* 等。课题组中一批年青的学者正在迅速成长。我的一位博士生胡雅妮，关于冬虫夏草显微鉴别的研究论文，获得日本生

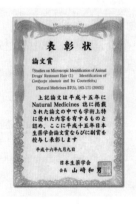

○ 日本生药学会的优秀论文奖状

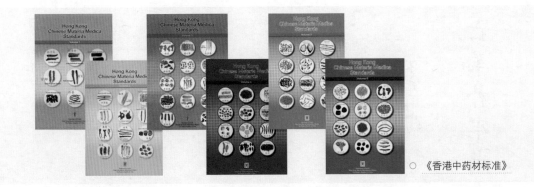

○《香港中药材标准》

药学会的优秀论文大奖；另一位博士生区靖彤毕业后亦成功应用显微鉴别技术对冬虫夏草及其混淆品进行了系统研究。学生们的成绩让我感到由衷的欣慰。

我所负责的课题组近年将传统显微技术与现代技术相结合，与其他课题组进行了多学科间的研究合作。荧光显微分析技术、数学图像处理技术、基质辅助镭射解析电离飞行时间质谱 (Matrix-Assisted Laser Desorption/ Ionization Time of Flight Mass Spectrometry)、镭射显微切割技术 (Laser Microdissection)，以及现代色谱分析等技术在研究中得到了充分应用。

我们的研究不断得到海内外的关注与认可，目前已在国际一流杂志《显微研究与技术》(*Microscopy Research and Technique*) 上开辟了显微鉴别的园地。近年，美国草药典、美国药典先后资助课题组的研究，相关的研究结果已被收录到最新出版的《美国药典膳食补充剂纲要》(*USP Dietary Supplements Compendium*) 中。

> 借助望远镜和显微镜，人类对宏观与微观世界进行了探索。星空不再遥远，生物不再神秘。随着现代科学技术的不断进步，中药显微鉴别技术也一定会进一步发展，"丸散膏丹、神仙难辨"的时代正在成为过去。
>
> 药材的分类、鉴别、质量评估是绵延千年尚未解决好的历史难题，从此角度考虑，中药鉴定也是保障安全用药的前沿学术课题。

亡羊补牢尚未迟

安全用药

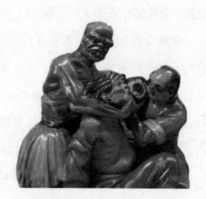

○ 原来十层地狱是专门惩治做假药的

在过去十几年中，我受香港新闻媒体采访最多的，就是与中药安全性相关的问题。谈及这个问题，就不得不说说假药、劣药。假药、劣药，古今中外均有之。对此人们深恶痛绝，可谓千年同忾。在讲究因果报应的佛教界，十八层地狱里，第十层便是"灌药地狱"，用来惩治制造假药者。私造假药，出售迷幻药剂，误人病情，视人命如草芥，罪恶滔天，死后应受灌药苦刑。可谓以其人之道还治其人之身。

除了假药、劣药，影响中药安全使用的因素还有很多。

[香港中药安全事件]

2010 年 5 月 10 日，香港卫生防护中心公布一宗乌头碱中毒个案，患者是一名 36 岁女子，因月经紊乱，到仁济医院的中医诊所求医，中医处方用了黄芪、丹参、羌活、藁本、川牛膝、何首乌、郁金、甘草、五味子、珍珠母、琥珀、紫石英、槟榔、黄柏、合欢皮共 15 种中药饮片。病人煎煮服食后 2 小时，出现口腔及四肢麻痹、晕眩及晕厥等较为典型的乌头碱中毒症状，收入重症监护室。实验室从血液中检出乌头碱。

卫生署闻讯立即出动，组织包括中药专家在内的专业人员，彻底查找原因。香港医院管理局也立即启动了药物应急回收方案。由于药渣已被病人丢弃，无从查证。查过病人尚未煎煮的药包后，又从仁济医院的中医门诊药房中检查该处方中的 15 种中药饮片，发现藁本饮片中有疑似乌头类的碎片，取样经政府化验所检测证实含有乌头碱。此后，再从使用同一批号藁本的其他中医诊所和批发商处抽查的多件样本中，又检出疑似乌头类药材的碎片，再经政府化验所检测证实有若干件样品含有乌头碱。5 月 12 日又发现两例服用含有同批藁本而产生较轻微

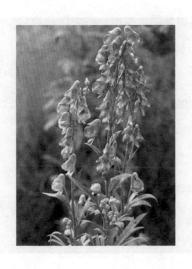
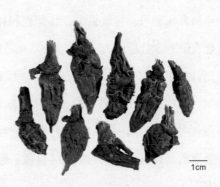

○ 乌头原植物（左）
　乌头原药材（右）

乌头碱中毒的病人，从而确认此次事件是由于中药藁本被混入乌头类药材造成的乌头碱中毒。

单就乌头碱类生物碱中毒而言，过去6年共有62宗中毒个案发生。其中41宗显性乌头碱中毒，即处方中含有乌头类中药饮片，但因剂量过大、未按规定使用炮制品、煎煮方法不对等原因，导致中毒；另21宗是隐性乌头碱中毒，即是处方中没有乌头类中药饮片，因拿错药、药材混淆等原因，导致病人在不知情的情况下服食中毒。隐性乌头碱中毒更具危险性，由于病人的疾病非乌头的适应证，服用后可能会加重原有病情。

香港除乌头碱中毒的事件以外，其他中药中毒事件，近年来也常发生，例如：

洋金花事件：1999年，荃湾一间中药房误将凌霄花与洋金花混合，出售给一名妇人煲成凉茶，八人饮用后中毒出现不适症状。2003年，有市民饮用五花茶不适，残留的药渣中亦检出洋金花。究其原因，两种花类药材外形相近，配药员缺乏专业知识，以致混淆。

罂粟壳事件：2000年，湾仔一间商店把罂粟壳当作碧桃干出售，顾客怀疑该"碧桃干"有问题，没有服用，并报告给有关管理部门。该中药房解释是代理商来货时称此货是碧桃干。

保宁丹事件：2001年，一名女子报称曾服食由元朗天水围一名中医师所自制的中草药丸保宁丹，导致铅中毒。调查和化学分析证实从该名中医师处检获的药丸重金属铅的含量超标。

马兜铃酸事件：2003年，有病人服用细辛发生马兜铃酸中毒事件，导致肾功能衰竭。原因是将本该只用根及根茎的细辛用成全草。2004年，有病人长期自行服用含名为白英的中药，出现肾衰竭的症状，并患上尿道癌症。经鉴定，该病人所服用的是含马兜铃酸的中药寻骨风。经追查发现，批发商误将寻骨风当作白英批发。

马勃事件：2005年，香港某间大学附属诊所发生了中药生虫霉变问题。

收到消费者投诉，服用了霉变的马勃，身体产生不适。卫生署专门开会处理，作为专家证人，我参加了裁判断案。我清楚地记得，被告是药房的管理职员，因缺乏专业知识，越辩越黑。不知马勃是真菌类，竟然说出马勃是马粪变化而来，避免不了生虫的荒诞之言。

蟾酥事件：2007年，由于处方中的蟾皮无货，店家误将蟾酥替代蟾皮发与一位食道癌患者，一字之差，闹出人命案。

马钱子事件：2008年，有病人由于没有遵从中医师指示，擅自更改用药量，导致马钱子服用过量中毒。

断肠草事件：2009年，一市民在用五指毛桃煲汤时发生钩吻碱中毒，究其原因，可能五指毛桃生长地周围生有断肠草（即钩吻），采挖五指毛桃根时混入了断肠草根。

保济丸事件：2010年，由某中成药制造商生产的保济丸轻便装被验出含有可致癌西药酚酞和处方减肥药物西布曲明成分。

尚有几桩无头案，一直悬挂在我心头：香港曾在中药苍术、味牛膝中验出阿托品，但无论菊科植物苍术，还是爵床科植物味牛膝中都不含阿托品，究其原因至今未明。十几年前，有内地药检所发表研究报告称，在北苍术（苍术来源之一）药材中检出含莨菪烷生物碱类成分的东莨菪的干燥根茎。我想，在香港发生的案例不排除这种药材污染的可能，但是由于没有发现污染源，即含阿托品类生物碱的中药，如华山参、天仙子、莨菪根及叶等，只能是一种假设。

［防御措施］

中药来自于天然，其质量受到品种、产地、采收、加工、贮藏等多方面的影响。中药又是一种特殊商品，在商品社会中，难免有不法之徒利欲熏心，故意搀假作伪。

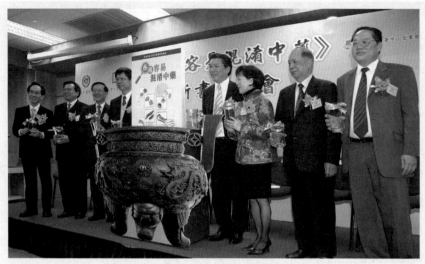

○ 官、产、学合作，共同开展澄清"香港容易混淆中药"活动

当年李时珍编纂《本草纲目》的初衷与动力，便是从澄清混乱开始的。曾有村民找到李时珍，告知吃了十来副江湖郎中开的药，仍然不见效，李时珍看过药方，并将药渣仔细验过，发现很多是假药。神医辨药渣的事情，传遍全村，人们纷纷赶来，请李时珍辨验，因为人太多，一时看不过来，李时珍便让大家将药渣倒在路边，逐个查看，同时教大家如何辨认。此后，晒药渣的习俗便开始流行开来。

为防止中药中毒事件的发生，我有以下建议，以为亡羊补牢之用。

1. 建立中药安全保障体系。应从产地采收、加工、饮片炮制、处方配剂、成药制造等方面，层层把关。进一步实施 GAP 、 GMP 、 GSP 等中药材、中成药的生产和销售质量管理规范。

2. 尽快建立香港药品检定所。我曾在报刊上呼吁香港应建立涵盖中药全部或大部分检定项目的药品检定所。如一时难以实现，应加强现有检定机构检定中药的技术并扩大检验项目。

3. 提高在职人员的素质。药材切片破碎后很难认得出，在检品中发现微量的污染药材对药检人员的技术要求很高。内地药检所先将北苍术检品按照性状鉴别分成两份，然后分别进行莨菪烷类生物碱的鉴别反应和薄层色谱，从而确认污染源的。此次乌头碱中毒事件的"侦破"，也是由一名经验丰富的内地来港中药专家凭借肉眼发现，然后由化学分析确认的。香港地区与内地不同，中医开私人诊所的居多。他们大多自己给病人配药，因此，认识饮片十分重要。香港注册中医师每三年要修满60个继续教育学分。注册中医师进修学习的内容中，应当加入一定比例的中药知识。

4. 完善法规和制定技术指南。已经完成的《香港中药材标准》有待实施，此外，还有很多工作要做，我认为，首先，应当修订香港《中医药条例》附表一、二名单。这两份名单颁布已逾十年，内容陈旧，不能如实反映香港中药市场和临床应用中药的现状。还应建立中药材的分类与分级标准，在香港认证服务（HKAS）中加入中药显微鉴别的内容。

5. 充实专业人员队伍，近年香港实行了中药商与中成药的注册制度，但还没有中药师注册制度，中药从业人员的资质参差不齐。现在香港已经有中医药的正规高等教育机构，培养了一批批中药本科、硕士和博士毕业生。政府有关部门应当着手考虑建立香港的中药师注册制度，在各中医诊所、中药店逐步应有合格的注册中药师把关。

6. 充分发挥中医药学会的作用。学会虽是民间组织，但联系着成千上万中医师和中药从业人员。政府有关部门应当积极推动和支持学会的活动。有了繁盛活跃的学术气氛，才会有人才辈出和业界水准不断提高的良好局面。

> 政府、学界、业界、消费者以及海内外要通力合作，减少和杜绝各种原因引起的药物中毒事件，使人们安心用药。

炮制绝技真国粹

中药炮制

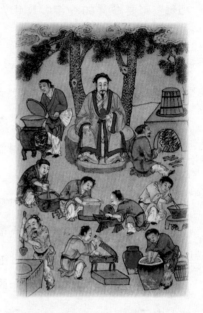

○ 《补遗雷公炮制便览》收录的炮制工艺图

　　2005 年，在世界卫生组织西太区草药论坛协调会上，我曾提出，要充分认识炮制的重要性，相关的科学研究也应加强。这一建议得到了与会者的赞同。此后，香港卫生署资助我们的研究组先后对附子和当归的炮制进行了系统的研究。在国际著名期刊 *Planta Medica* 出版的中药研究专辑中，我亦应邀对中药炮制的问题进行了详细的分析和讨论。

[什么是中药炮制]

中药炮制是根据中医药理论，应辨证施治、用药需要和药物自身性质，以及调剂、制剂的不同要求，所发展出来的一种独特的制药技术。中药炮制方法多种多样，主要目的在于减毒与增效，更好地满足中医临床辨证论治、灵活用药的要求。例如，常用的温里药附子毒性较强，炮制以后能达到减毒增效的目的。目前，中药炮制学已经发展成为一门研究炮制理论、工艺、规格标准、历史沿革及其发展方向的学科。

大多数中药材必须经过炮制，成为饮片之后才能入药。2010版《中国药典》收载了591种中药材，其中446种同时专门列出了饮片专项，约占75%，共涉及647个饮片规格。并明确将中药的性味、归经、功能、主治、用法、用量等置于饮片条款下，中成药处方中药味全部改用饮片名表述。这是因为临床直接使用的是饮片而不是原药材，这一点是新版药典的一大进步。

原药材经过炮制以后，除了外形改变，其化学成分也可能产生多方面的变化，即一些成分含量增加或减少，或某些化学结构类型发生改变等。例如，人参在蒸制过程中，丙二酸单酰基人参皂苷会因受热水解脱去丙二酸，天然的原苷被水解为次级苷，部分天然 S- 构型的人参皂苷转变为 R- 构型，从而产生红参的特有成分。又如，酒制黄连有利于生物碱成分的溶出。这些化学成分的变化往往导致中药的功效、药理活性亦随之改变。

炮制作为中医药的一大特色，是西草药所没有的，即使在东方应用中药的国家中，进行炮制也不多见。越南有部分药物，日本集中在地黄、附子等有限的几种，而韩国则仅有人参的炮制品红参（高丽参）。

前些年，某科研机构对一个常用的中药复方进行过药理和毒理学方面的探讨。几年过去了，耗费了巨额经费得出的结论是，该传统处方有肝毒性，具体讲，方中有一味常用中药有毒，不能应用于临床。经中药专家复核，古方中所用的该味

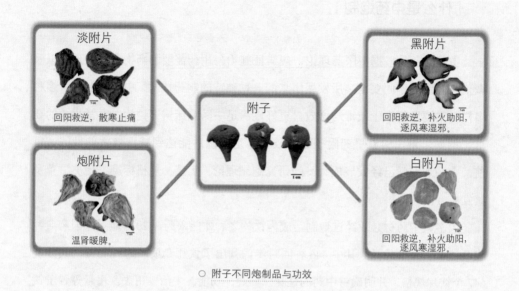

淡附片
回阳救逆，散寒止痛

炮附片
温肾暖脾。

附子

黑附片
回阳救逆，补火助阳，
逐风寒湿邪。

白附片
回阳救逆，补火助阳，
逐风寒湿邪。

○ 附子不同炮制品与功效

中药指的是炮制过的药材，可研究者因不了解此点，用的是未经炮制的原生药进行研究。结果是浪费了钱财，耽误了时间，得出了错误的判断。

[炮制与用药安全]

中药炮制与用药安全密切相关，临床上出现的一些中药毒副作用事件，不少是因炮制不规范所致的。据报道，过去 20 年当中，在中国内地出现过将近 5000 例附子中毒事故；香港也曾发生过服用了未经规范炮制的川乌或草乌导致中毒的事故。我们研究组曾检测过四川江油生产的各种附子炮制品的主要毒性成分乌头碱、中乌头碱和次乌头碱发现，与生附子相比，不同炮制品中三者的含量差别范围在 3.91% ～ 34.8%。由此可见临床使用附子时应特别注意炮制品的选择及其用量。

［古代的炮制精华］

中药炮制具有悠久的历史。历代本草著作和医方典籍多记载有中药炮制的内容。大约成书于春秋战国时代的《五十二病方》中已经有中药炮制的记述，例如燔、煅、熬、酒醋渍等方法。成书于南北朝刘宋时期的《雷公炮炙论》，总结了前人炮制方面的记述和经验，是中国第一部炮制专著。这与后来明代缪希雍的《炮炙大法》和清代张仲岩的《修事指南》并称中药炮制学的三大代表性著作。

《本草纲目》载药 1892 种，其中 330 味药有"修治"专项，李时珍收集的炮制资料来源总计有五十多种，最早的来自《名医别录》的炮制经验。

李时珍归纳的炮制方法有数十种，如水制、火制、水火共制、加料制、制霜、制曲等。其中大多数制法沿用至今，例如姜半夏、法半夏；制天南星（主要采用白矾水制，功效重在燥湿化痰）、胆南星（用牛羊或猪胆汁制，重在清热化痰，息风定惊），二者在《中国药典》已经分列条目。李时珍重视实践，不轻信传闻。凡前人炮制方法的错误之处，李时珍都加以指正。

除了收集古代炮制资料外，李时珍还有自己的独到见解。在 330 味药物中，载有李时珍炮制经验或见解的就有 144 条，例如，李时珍提出，甘草"补中宜炙用，泻火宜生用"，已成为后世规范。有很多中药，如木香、高良姜、茺蔚子、枫香脂、樟脑等炮制方法，都是李氏个人经验所得。例如，在黄连的修治项下记载："黄连入手少阴心经，为治火之主药：治本脏之火，则生用之；治肝胆之实火，则以猪胆汁浸炒；治肝胆之虚火，则以醋浸炒；治上焦之火，则以酒炒；治中焦之火，则以姜汁炒；治下焦之火，则以盐水或朴硝研细调水和炒；治气分湿热之火，则以茱萸汤浸炒……"读罢此文，我不禁感叹，李时珍和古代其他中医先贤从临床应用出发，对中药炮制的研究是何其周详呀！

2002 年，在湮没四百多年之后，明代彩绘《补遗雷公炮制便览》再度问世。这对中药炮制界与文化界来说，真是一件从天而降的喜事。该书对于研究古代炮

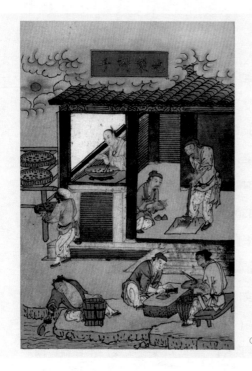

○ 《补遗雷公炮制便览》收录的附子炮制图

制工艺与明代民俗民风，都提供了重大参考。

《补遗雷公炮制便览》共 14 卷，配有精美彩图 1193 幅，其中包括罕见的 219 幅炮制图，清楚显示了古代的炮制工具（切药铡刀、杵、臼、研钵、锅、灶、坛、罐等）及炮制场景；如书中的附子炮制图，展示了炮制附子的工序，包括拌辅料、煮、晒、漂洗和切片等，堪称一部图解中药炮制的标准操作规程。

[炮制存在的问题与对策]

炮制方法，古今不一

"炮制虽繁必不敢省人工，品味虽贵必不敢减物力"，这在中药界是广为流传的古训，反映了先人对中药炮制和质量管理的理念。中国内地和中国香港的一些老字号中药企业秉承上述宗旨，生产的中成药产品在海内外的口碑颇佳。

中医药界常爱讲的另一句话是："遵古炮制。"实际上，千百年来中药炮制的工艺已经发生了巨大变化，我们是遵《雷公炮炙论》之古还是遵《本草纲目》之古？而且，有些中药古今炮制方法并不一致。如何炮制首乌，《本草纲目》"修治"项下记载："竹刀刮去粗皮，米泔水浸一夜，切片。用黑豆三升，每次用三升三合三勺，以水泡过，砂锅内铺豆一层，首乌一层，重重铺尽，蒸之。豆熟，取出去豆，将何首乌晒干，再以豆蒸。如此九蒸九晒，乃用。"古时强调何首乌要"九蒸九晒"，但是，当前何首乌炮制的方法主要有黑豆汁蒸、黑豆汁炖、清蒸、豆汁黄酒蒸、高压蒸，炮制时间 3～40 小时不等，并未完全沿用古代的炮制方法。

传统的炮制是手工作坊式的，以个体生产为主，目前处于转型期，多数中药生产企业已采用机械化或半机械化的洗药、切药和炒药设备。在向规范化生产迈进的过程中，现代研究也对炮制工艺进行了探讨，如最佳炮制工艺评价以及传统炮制设备的改进等。

所以，我们应赋予"遵古炮制"这一口号新的内涵，即认真学习和总结前人的理论经验，传承中药炮制文化并不断创新。

一药数法，因地而异

目前，对于中药炮制，除国家标准外，尚有地方标准，不同省区以及不同厂家，采用的炮制方法也有所不同。例如，对于天麻、天南星、大黄等药材的炮制，《中国药典》《湖南省中药材炮制规范》《福建省中药炮制规范》所规定的方法不尽一致。

我们对香港市场常用的 356 种中药饮片进行系统调查后发现，香港地区的炮制方法与中国内地有所不同。海外市场的中药多数来自香港，香港饮片市场情况也反映出国际市场的现状。

对这种"一药数法，因地而异"的现象应加以整顿，如对中药炮制前后的化学和药理变化进行活性研究，探索中药炮制的内在机理，做到"知其然，更知其所以然"。在科学研究的基础上逐步建立统一的炮制规范。以炮制常用的辅料为例，醋用哪个品种？红醋、白醋、还是黑醋？酒是白酒还是黄酒？酒精浓度多少为宜？

饮片名称	中国内地	中国香港
当归	归头切成块 归身切直片 归尾扎束切片 炮制：酒炙 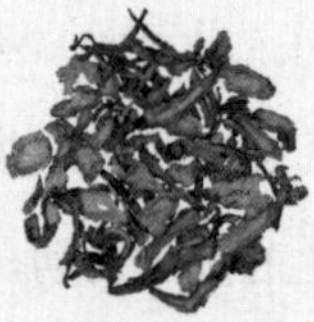	归头纵切后捶打成薄片； 炮制：酒炙或简单蒸制 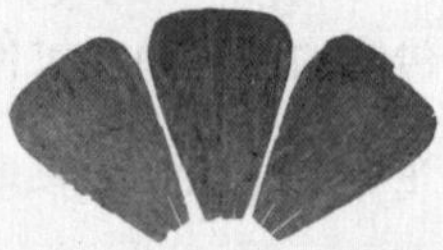
丹参	横切片或切段 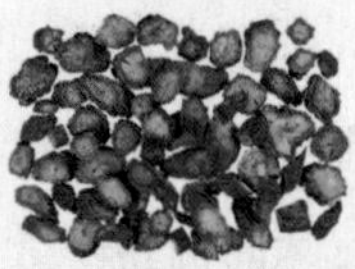	压扁、纵切
黄柏	横切成丝条状 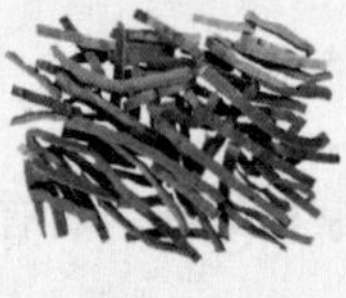	纵切成长方形板块，再切成薄片 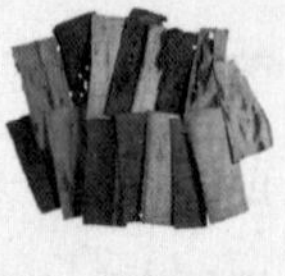
何首乌	不规则厚片或段；黑豆汁制或清蒸 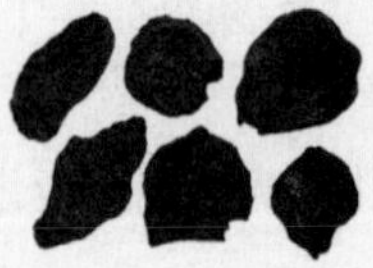	多炮制后纵切成片；清蒸、加糖蒸或黑豆汁共煮

○ 中国内地与香港地区炮制方法差异举例

132

质量控制，各行其是

目前中药炮制过程中的质量控制是一个较为薄弱的环节，检验往往依靠业界人士的经验判断，如制川乌时"口尝微有麻舌感时，取出"，制何首乌时"蒸至内外均呈棕褐色"等，主观性比较强，缺乏科学客观的质量评价标准。

受条件所限，为优化炮制工艺，仅以中药的某一指标性成分或药理活性成分作为评价指标。为了保证炮制工艺的科学性与稳定性，应当逐步引入更精密的分析仪器；涵盖更多的成分指标，如化学指纹图谱；开发生物活性评价等技术，进行综合评价。

虽然 2010 版《中国药典》对 446 种中药材列出了饮片专项，但就饮片的规格和质量控制标准而言，尚处于初级阶段。《香港中药材标准》也只是针对药材的研究结果，今后应该建立饮片的质量标准。

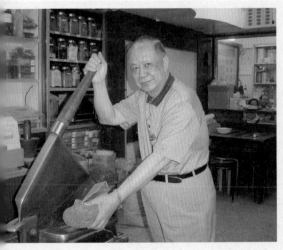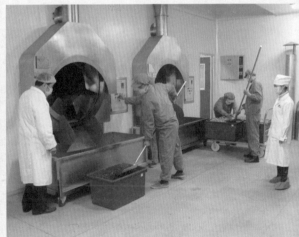

○ 传统手工作坊式的中药炮制加工正在向机械化、规模化转型（右图由江云提供）

能否生产出合格的中药饮片，"人"才是关键。目前中药炮制行业青黄不接，人才断档，后继乏人的现象严重，中医药高等教育机构对于炮制专门人才的培养不够重视，这一重任就落到了中药饮片企业和制药企业身上，使相关企业成为了锻炼和造就炮制专才的实际课堂。但是，由于各个地区企业的炮制工艺和标准不尽相同，企业间的交流可能不多，对从事炮制工作人员的技术水准的提高和知识更新是不利的。

为了加强中药炮制相关知识的教育与普及，我们在香港出版了《百药炮制》一书，书中收录了 113 味常用中药，涉及 255 种饮片。《百药炮制》以雅俗共赏的方式，配以彩色图片展现不同规格炮制品的鉴别特征，介绍其炮制工艺，炮制前后的功效特点。该书的简体版与英文版也将在海内外发行。

炮制是一个关系到中医用药安全与疗效的大问题。"药衰医亡"并非耸人听闻之说。继承和弘扬中药炮制技术这一国粹瑰宝是学界和业界面临的共同挑战，任重而道远。

复方玄妙中药魂

中医方剂

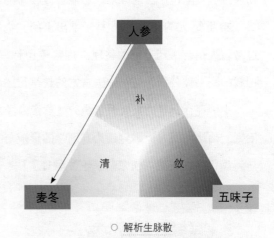

○ 解析生脉散

2010 年，海内外众多报刊纷纷报道了美国耶鲁大学医学院郑永齐教授研究团队的一项研究成果。那年 8 月 18 日郑教授在美国科学促进会出版的《科学转化医学》(Science Translational Medicine) 周刊上发表文章称，中药复方制剂（研究代号：PHY906）能降低化疗药物的胃肠道毒性。不少海内外的朋友，因此产生了对中药复方独特疗效的兴趣。其实，国内对中药复方一直在进行研究，有些成果在国际上也得到了认可。如 2008 年 3 月 25 日，中国科学院陈竺院士的研究团队在《美国国家科学院院刊》(PNAS) 上发表论文，系统分析了中药复方黄黛片治疗急性早幼粒性白血病的作用机理。

复方，人们还习称为方剂，已经包含了"方"与"剂"两个部分。"方"有规定与规矩的意思，这里指的是按照中医的配伍原则，选择合适的药物及剂量形成的处方。而"剂"是在上述处方的基础上，按照临床用药的需求，加工成为一定的制剂形态，如传统的丸、散、膏、丹以及现代剂型。

中医复方用药的历史悠久。经过历代医药学家广泛的医疗实践发现，单味药物通过适宜配伍形成的方剂，更能适应临床的需要，方剂学也逐渐发展成熟。

20 世纪 70 年代在长沙马王堆出土的文物中，有抄录于帛卷之上的医书。经过考古人员与医药专家的整理，得名《五十二病方》。这部在历代文献中都没有记载的医书被公认为是对中医古方的最早记述。

中国现存最早的重要医学经典《黄帝内经》载方 13 首，已总结出有关辨证、治则、治法、组方原则等，为方剂学的形成与发展奠定了理论基础。

汉代张仲景的《伤寒杂病论》融理、法、方、药于一体。载方 314 首，组织

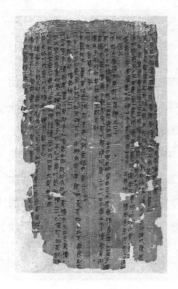

○ 马王堆出土的《五十二病方》

严谨，用药精当，疗效卓著，被后世誉为"方书之祖"。

孙思邈集唐以前医药文献，结合个人经验编撰《备急千金要方》，载方五千三百余首，另有《千金翼方》载方两千余首，囊括众家，高出前辈。

宋代《太平惠民和剂局方》是官府药局的成药配方范本，后颁行全国，可谓中国历史上第一部由政府编制的成药药典。

明代朱橚编撰的《普济方》广收博采，载方61739首，是中国现存最大的一部古代方书。作者为明太祖朱元璋之子，封号周定王，另著有《救荒本草》，其身世与业绩我们还将在以后加以讨论。

明代李时珍的《本草纲目》，征引古方繁富。据李时珍自己介绍，"直接旧本载方2935首，新增方8161首，共计11096首"。除了介绍李氏个人行之有效的经验外，保存明代以前的古代医方也是李时珍的一大贡献。

1949年以后，政府组织相关学者对古代方剂和民间的单方、验方进行了大量的发掘和整理，编写出了系统的方剂学教材，并于1993年出版了《中医方剂大辞典》。该辞典收载上至秦汉，下迄1986年底一千八百余种中医药及有关文献中有方名的方剂9万余首。

目前临床常用的经方、名方和经验方已经被生产为多种剂型的中成药。根据我们的统计，2010版《中国药典》共收录成方制剂1006个，涉及873个中药复方，24种剂型。

[国粹明珠耀西东]

复方中药制剂PHY906的处方源于汉代张仲景《伤寒杂病论》所载的黄芩汤。该方由黄芩、芍药、炙甘草、大枣组成。据原书记载，"太阳与少阳合病，自下利者，与黄芩汤"。黄芩汤具有和里清邪的功能，用于邪热入里之下利腹痛，身热口苦，里急后重等。

中国的古代方剂在海外特别在是日本有很大的影响。张仲景的《伤寒杂病论》在日本备受尊崇，依此学说所形成的学派被称为古方派。日本生产的颗粒剂汉方制剂很多来自《伤寒论》，包括黄芩汤。

伤寒古方缘何在东瀛备受青睐？原因在于这些处方是经过千百年的临床实践，由无数医患所认可的行之有效的宝贵经验，是人们心目中的"经方"。

除亚洲国家日本、韩国和越南外，近年来欧洲、美洲也纷纷对中药复方投以关注的目光。复方不但是中医治病救人的良方，同时也为研究者启迪思路，为药厂开发新产品提供了线索。前文提到治疗白血病有良好疗效的黄黛片，便是按照中医理论设计，由雄黄、青黛、丹参和太子参组成的复方。

无论在国内还是在海外，方剂学都被列为中医药专业的必修基础课，常用的方剂也作为中医师资格考试的必考内容。许多西方人开始熟悉并接受了中文拼音"*fang ji*"作为方剂的专有名词。一首首方歌成为中医师、中药师学习方剂学的

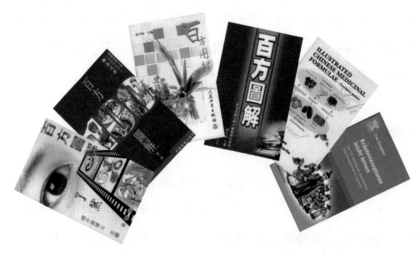

○ 《百方图解》繁体版、简体版、英文版、德文版

入门阶梯。我曾以教授方剂学的教学笔记为基础，与同学们共同创作了《百方图解》。该书面市后，受到读者热烈欢迎。先后出版了中文繁体版及简体版、英文版、德文版，并多次再版。大家对此类书籍的关注与需求，原因就在于复方具有巨大的临床应用价值，是中医药王国的宝中之宝。

[壶奥精微凝神韵]

中医治病先"辨证"，即根据疾病所表现的证候，分析、辨明疾病目前所处阶段的病因、病机、病性、病位；后"论治"，即是在辨证清楚的基础上，确定合适的治疗方法，依据治法遣方用药。

方剂的组成，不是一个个单味药的简单堆积，而是以中医学理论体系为基础的复杂而完美的组合。原则上主药为君，辅药为臣，中和调节药为佐，引经入络者为使。君臣有序，职责分明，从属清晰。中药方剂出现的年代，正是中国封建社会形成之时，"君臣佐使"的比喻有着时代的烙印，但生动的描述有助于医者学习掌握前人良方的组成原则，指导后学者用药分清主次，处方重在配伍。

方剂的运用，有较大的灵活性。要结合患者的病情、体质、年龄、性别与季节、气候，以及生活习惯加以调整。方剂按组成有单方与复方的区别，按应用有食疗方与药疗方的不同。

中医理论常说："药有个性之专长，方有合群之妙用。"复方的合群之妙就像交响乐一样，各种乐器互相配合，可奏出美妙和谐的乐章。

西药处方一般是没有名字的，中医处方多数是有名称的，这也是中医文化的体现。中药处方有的以君药命名，如麻黄汤、桂枝汤；有的以疗效命名，如清营汤、生脉散等；还有的借传说喻功力，如小青龙汤等。青龙者东方之木神，能驱逐水饮，借以隐喻小青龙汤有发散外邪，温肺化饮之功。形象的比喻，对患者来说可能有一种心理治疗的作用，颇具现代广告色彩。

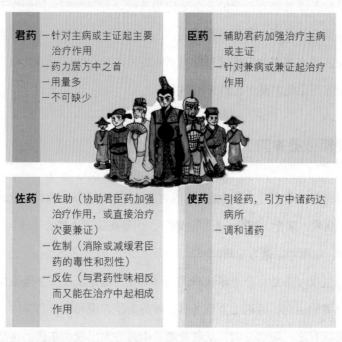

君药 — 针对主病或主证起主要
治疗作用
— 药力居方中之首
— 用量多
— 不可缺少

臣药 — 辅助君药加强治疗主病
或主证
— 针对兼病或兼证起治疗
作用

佐药 — 佐助（协助君臣药加强
治疗作用，或直接治疗
次要兼证）
— 佐制（消除或减缓君臣
药的毒性和烈性）
— 反佐（与君药性味相反
而又能在治疗中起相成
作用

使药 — 引经药，引方中诸药达
病所
— 调和诸药

○ "君臣佐使"释义（出自《百方图解》）

［加减化裁妙无穷］

方剂的分类方法很多。有的以病证分类，有的以病因分类，有的以脏腑分类，有的以组成分类，有的以治法分类，不一而足。清代以后以制法分类为主流，现代方剂学教科书也是如此。

清代医家程钟龄将中医的众多治疗方法概括为"八法"，即汗、吐、下、和、温、清、消、补。从大的治疗趋向而言，可概括为"补"与"泻"两法，也就是中医治则中的"扶正"与"祛邪"。

外行人很难看懂中医处方中药味是如何搭配的，每种药味的用量是如何决定的。其实，中医处方用药"万变不离其宗"。这个"宗"就是在辨证论治的基础

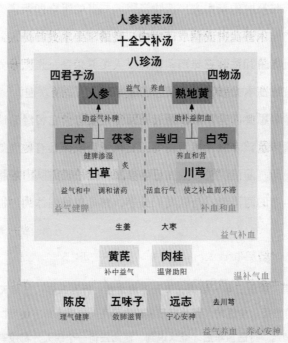

人参养荣汤

十全大补汤

八珍汤

四君子汤   四物汤

| 人参 | 益气 | 养血 | 熟地黄 |

助益气补脾   助补益阴血

白术 — 茯苓   当归 — 白芍

健脾渗湿   养血和营

炙

甘草   川芎

益气和中 调和诸药   活血行气 使之补血而不滞

益气健脾   *补血和血*

生姜   大枣   *益气补血*

黄芪   肉桂

补中益气   温肾助阳   *温补气血*

陈皮   五味子   远志   去川芎

理气健脾   敛肺滋胃   宁心安神

益气养血 养心安神

○ 解析人参养荣汤（出自《百方图解》）

上，依照扶正祛邪的治疗原则，以君臣佐使配伍组方。

以六味地黄丸为例，该方对于肾阴不足所致的虚证疗效显著，在临床上广为应用，有"补阴方药之祖"的美誉。六味地黄丸是宋代"儿科之圣"钱乙的名方，钱乙考虑到小儿阳气充足，因此在张仲景金匮肾气丸的基础上，减去肉桂、附子两味药物而成。方中"三补""三泻"之法，将中医灵活用药的特点发挥得淋漓尽致，备受后世医家推崇。在此基础上加减形成了杞菊地黄丸、知柏地黄丸、麦味地黄丸、都气丸等系列方剂，并有多种剂型的成药面世。六味地黄系列也是现代海内外研究最多的复方之一。

益寿延年是人类古今一致的愿望，所以中国古人很早就有了具补益作用的中药复方。这里对常用的五大补益名方做一剖析。上图所示核心部分为补气的基本

141

方"四君子汤"与补血的基本方"四物汤"。二者的组合即所谓"八珍汤"。在此基础上加上肉桂、黄芪，便构成了家喻户晓的"十全大补汤"。如果去川芎，再加上陈皮、五味子和远志三味药，就是"人参养荣汤"。人参养荣汤就是前文提到的韩国出口到日本的高价药，该药在日本、韩国备受欢迎。

生脉散，顾名思义，为脉微欲绝起死回生之要方。它曾经是清宫帝后临终救命药，故广为流传。该方由人参、麦冬、五味子组成，具有益气敛汗，养阴生津之功效，三味中药，简洁明快。我在日本参加马拉松长跑队，曾将人参更换为性味偏凉、清热生津的西洋参，与队友们分享，感觉对增强体力，提高运动成绩有帮助。

中医界有"学医三年，自谓天下无不治之症；行医三年，方知天下无可用之方"之谚。意思是，学医的人因为有很多药方可用，自以为背下便可以用来治疗好天下所有的病症；行医多年后才能认识到，医治任何一个病人，都没有现成的药方可用。方剂为中医药王国的宝中之宝，不仅在于它相容诸药、和谐互补；更在于它的变化无穷、费人琢磨。

方剂的魅力正在于，源远流长典籍宏，国粹明珠耀西东，壶奥精微凝神韵，加减化裁妙无穷。

民俗百图医药考

医药民俗

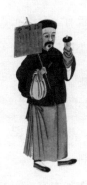

　　1983 年的一天，我去老北京图书馆查阅资料，在图书馆的小卖部，我被一册蓝色封面的小画书——《北京民俗百图》吸引了。该书刚刚出版，墨香扑鼻，2 元一册。我对书中内容十分喜欢，爱不释手，倾囊将店头所有十册书一下买了下来。对该书的内容，我曾在 1986 年的北京市药学会上提交了题为"《北京民俗百图》医药考"的论文，该文后来发表于《药学通报》上。此后在出访海外时，我将此书送给国际上从事医药与民俗研究的朋友，大受欢迎。

　　《北京民俗百图》（下简称《百图》）原题为"北京民间生活彩图"，系清代民间艺人绘画稿本， 1983 年由文物出版社整理出版。中国风俗画的制作历史久远，四川成都发现的东汉的画像砖中有渔猎、收货、盐井、百戏之图；嘉峪关出土的三国时代的画像砖上有屯垦、牛耕、农桑之景。至宋代，风俗画制作蔚然成风，杰出者如北宋张择端的《清明上河图》、南宋李嵩的《货郎图》等。这些市井民俗画对考证画中年代的建筑样式、行业特点、风俗人情、衣冠服饰均有很高的史学价值。《百图》反映的大约是清同治、光绪年间的世象，全部彩绘，画工精细，并附有别致的配画文字，画文相得益彰。从其技法观之，乃出自民间艺人之笔。

[卖槟榔图考]

《百图》涉及老北京社会生活的各个方面。据统计，图中绘制人物 141 个，男女老少皆有。有的衣着华贵，有的衣衫褴褛。从行业上看，既有民间卖艺人，也有街头小贩，更有今天已难见到的各种服务业。不同衣着、不同发式、不同技能以及不同的阶层，生动、真实地再现了晚清时期北京的民间生活。其中的医道图（中医诊脉图）、剃头图、剃头放睡图、修脚图、批殃榜图、驾双拐图、瞧香图、舍冰水图、串铃卖药图、卖槟榔图等，对我们了解当时北京医药史况提供了宝贵的参考资料。

《百图》中有一幅卖槟榔图，图注为："柜笼内装安南（今越南境内）、海南槟榔，沿街售卖，每枝用剪夹碎数个，买去零星用之。"

槟榔是棕榈科植物槟榔的种子，海南岛为中国主产区，岛上又以琼中、屯昌、陵水、崖县等地栽培较多。槟榔为常绿乔木，树高十余米，生长 5～7 年后便开花结果，花期 3～8 月，果期 12 月至翌年 2 月。每树可结果数百颗，一般产果 20 年后便萎谢。

中医用槟榔消积、杀虫、下气，主治虫积、食滞、脘腹胀痛等症。中国宋代文学家苏轼在被贬海南时，曾作一首槟榔诗，曰："月照无枝林，立栋立万础。眇眇云间扇，荫比九月暑。上有垂房子，下绕降刺御。风欺紫凤卵，雨暗苍龙乳。苞裂一堕地，还以皮自煮。吸津得微甘，着齿随亦苦。面目大严冷，滋味绝媚妩。瘴风作坚颜，导利时有补。"

海南岛的傣、黎等族及湖南长沙、湘潭一带，自古就有咀嚼槟榔的习俗，民歌《采槟榔》即源于湖南。过年时有客来，以放爆竹迎接，入座后，送上槟榔两枚，谓之元宝，取发财之意。家中来客，主人请吃槟榔，表示尊敬与盛情。据李时珍的考证，"宾"与"郎"都是古代对宾客的尊称，后来人们将待客之物称作"槟榔"，有民谚云："客人到我家，一口槟榔一口茶。"

邱浚赠五羊太守诗云："阶下腥臊堆蚬子，口中脓血吐槟榔。"中国台湾和南方有些地方至今仍有嚼槟榔的习惯。我第一次在海南岛街上看到这样的情景时，其中以妇女居多，确实感到错愕。

清代阮葵生在《茶余客话》中记有："槟榔……粤人、闽人熟而后食，台湾人则生时即取食之。云可治瘴气，消饱胀……京师小人和苏子豆蔻贮荷包中，竟日口中咀嚼，唇齿摇转面目可憎，岁靡数十千。近士大夫亦有嗜者。"

北京的旗人及老住户曾以食槟榔为嗜好，当时槟榔、豆蔻、砂仁除见于药铺外，在食杂烟酒店也有售卖。居民若以饭后消遣之用，多向烟铺购买。盐水炒过的槟榔外观花纹不太明显，入口亦不太涩，但不如生槟榔克食力强。将冬季采下的未成熟的槟榔幼果放入木甑内，隔水蒸透，用半干湿柴烧烟熏干就成为枣子槟榔，因药材外形呈压扁状似干瘪的红枣而得名。其细小且含后不像槟榔那样流红口水，最受少女的欢迎。

清代也有不少下街卖槟榔的货郎。《百图》中所绘即为一货郎正向一妇女出售槟榔的情景。货郎挑两个大元宝筐，筐内用木板截成若干格，格内装各种整、

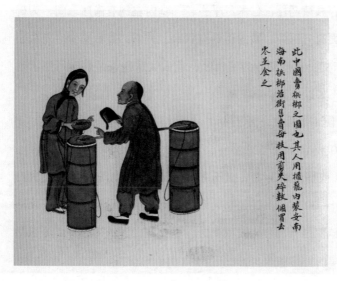

此中國賣檳榔之圖也 其人用櫃籠內裝安南 海南檳榔沿街售賣每 枝用剪夾碎數個賣去 枣呈食之

○ 卖槟榔图

碎的槟榔及小包豆蔻、砂仁。卖槟榔多以枚计，货郎还备有手夹剪。顾客买妥后，货郎以手夹剪，将槟榔夹成 4 块、8 块、12 块。若售夹碎者则以包计价。

在老北京，卖槟榔的货郎很少吆喝，多数手摇拨浪鼓。这些货郎都讲究穿半截蓝大褂或烟色大褂。另有卖槟榔膏的货郎。所售者只是以糖炒槟榔制成的黑色含糖片，稍有焦糊味，据说可消食利水。

[医道图考]

《百图》中有幅医道图，画的是一御医正在给妇人切脉。并附文"京中医士有太医、御医之号，乃是在太医院应差者，如有人请看，马钱二吊四百文，四吊八百文不等。如来到门首看病者，给钱数百，作为'门脉'"。

据史料载，供奉于内廷的医师或医疗机构——太医院，中国自古就有。北京的太医院在明代始建在大明门（正阳门内）东，清代仍在此处，即在现东交民巷西口路北。该院大门三座，有黑漆书写的"太医院"三字的朱色立额。署内有大堂五间，是重要的活动场所，悬有康熙赐给副主管官黄运的诗匾。诗曰："神圣岂能再，调方最近情。存减慎药性，仁术尽平生。"堂内左侧有南厅三间，为御医办公处，右侧北厅后面有先医庙，殿内供奉有伏羲、神农、黄帝塑像，先医庙外为药王庙。1901 年东交民巷被划分为使馆区，此后太医院几经辗转后建于地安门外黄城根，规模已不如以前。

清代太医院内设院使（主管官，正五品）一人，左右院判（副主管官，正六品）各一人，御医 10 ～ 15 人（正八品），吏目 10 ～ 30 人（九品），医士 20 ～ 40 人，食粮医生（或称粮生，主要担任缮写等工作）、切造医生（负责药物的炮制、调制）各 20 ～ 30 人。上述建制为康熙时记载，以后清代各朝变化略有增减，但体制未变。该院医官均称太医或御医。除这些任职的御医外，还包括那些地方荐举入都、供奉内廷的名医。

太医院的主要职责是为宫廷服务，还奉旨承担一些临时性任务，以及由太医院直接派人从事的固定任务。临时性任务如"凡诸王、公府及文武大臣请医视疾；外藩、公主、额驸及台吉大臣有病请医；军营需医，奉旨差官医治"。

固定的任务有几种，如文武会试时，"由院遴选通晓医理之大方脉科、疮疡科各一人，申送委用"；刑部监狱内"由院选派医生二人共役，每月给发药价银米。效力满六年，割回到院，升授吏目"。（《饮定大清会典卷810》）

《百图》中所绘医道图，即为清代御医出诊图。此外，日本中川子信的著作《清俗纪闻》（1800年）中，亦对医生出诊有所记述。当患者需请御医前来时，需派轿子去接，若请到级别较高、自己备有专轿的御医时，来后则以厚礼相待。医生每次出诊费不等。医生看病先行脉诊，再观察头、舌、眼等辨证，然后处方。家住城里的患者，一般由其仆人或家属拿药方前去药房抓药；对路途较远的患者，医生在出诊前多随身携带常用药物。外科医生出诊时则要带上刀、剪及制膏药的器具。《清俗纪闻》中还绘有膏药器、膏药刀、摊板、药研、药刀、脉枕、脉褥、脉床等。将这些资料与《百图》相参照，有助于我们了解清代医药景况。

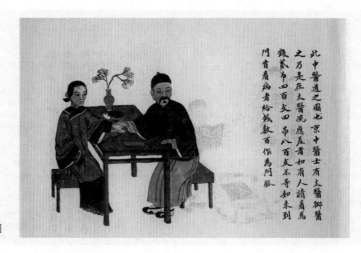

○ 医道图

[串铃卖药图考]

《百图》中收载一幅串铃卖药图。图中绘一"铃医",左手摇一铁串铃,右臂挎一黄布包,手中执一红色招牌,上书"路顺堂"。附文说明:"此人系江湖之土郎中,微通医术,明点药性,口有佞才,既往各省游艺。一手持串铃摇动,一手持招牌上写药名不等;看病时,目视其色,言能变化,尚带卖药,无非求衣食也。"将此段文字中与前面对御医的描写相比,可见作者对铃医明显有贬义。

铃医,指周游各地,具有一技之长的民间医生,又称走方医、串医、草泽医、游方郎中。他们一边行医,一边卖药。相传铃医始于战国扁鹊(秦越人),因其多以串铃招呼病家,故名。

在清代,民间开业的医生,习称坐堂医生,必须经过严格考试,不合格者不准行医。百姓有病一般求助于坐堂医生及此类铃医。

同仁堂的创始人乐尊育,原为浙江绍兴人。据说他于明朝末年来京时,即串铃行医,走街串巷看点小病,带卖药材,如肉桂、厚朴等。

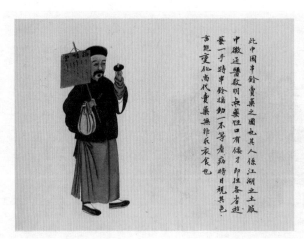

○ 串铃卖药图

还有以售"避瘟散"而名扬四方的北京长春堂创始人孙振兰，即是在清乾隆末年的游方郎中，因为人精明和气，由山东来京不久就在前门外长巷头条开了这家长春堂小药铺。

铃医人数较多，医术参差，在人们心中形象不尽一致，但在医疗不普及的封建社会，铃医毕竟在民众的保健方面发挥了积极的作用。

［剃头放睡图考］

《百图》中在"剃头放睡图"下云："每日将头剃完，筋骨疼痛者，剃头的坐于高凳之上，其人躺在剃头的腿上令其捶拿，其快活劲无比。"在北京三百六十行中，剃头这行是清朝进关以后兴起的。清朝以前汉人一直是拢发于巾中，更谓"身体发肤受之父母不敢毁伤"。清入关后，下令剃头梳辫，并于顺治二年再次下令强迫人民一律剃头，违者杀无赦。自此，北京开始出现私营剃头行业。当时从事这行者大部分来自武清、三河、香河、宝坻等京东各县，尤以宝坻最多。

在剃头业中一种是开店，日本中川子信所著《清俗纪闻》中即有剃头店图，还有一种便是走街串巷者。

《百图》中另有一幅"剃头图"，其下图注云："挑担游于街市之间，手执'唤头'串走胡同，每到大街，将挑放地，等来往之人刮脸、打辫子、剃头，方便之至。"剃头匠担挑一火炉走街串巷的习俗在北京一直延续至 20 世纪 50 年代初期。民间歇后语"剃头挑子——一头热"即源于此。

剃头行业如何与医药联系起来呢？据说有一年雍正皇帝头上生疮，每天梳辫子时很难受，便怀疑剃头太监有不轨行为，于是连续杀了几个剃头太监。当时北京白云观里有一位罗道士，他很同情这些死于无辜的剃头太监，便研究制造了剃头刀、刮脸刀、取耳、清眼等剃头用具和梳辫子用的刷子、拢子、篦子和掏耳朵的"耳挖勺"等。此外，还研究出捏、拿、捶、按等按摩术，他把这些工具的用

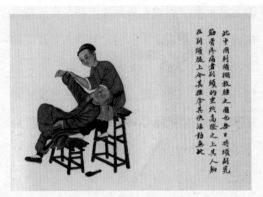

此中國剃頭搯枕後之圖也每日持項剃究筋骨疼痛者刮頸的重托高橙之上其人如在刑頭胜上令去雇拿其快活動無此

○ 剃头放睡图

法和按摩术传授给宫里剃头的太监，这些太监再为雍正皇帝剃头时，雍正不但不再难受，而且疮也很快痊愈了。

以后，北京的剃头匠须会十六种技能，即梳、编、剃、刮、捏、拿、捶、按、掏、剪、剔、染、接、活、舒、补。其中的"接"是接骨，早年有关节脱臼者多到剃头棚去接受治疗。"捏、拿、捶、按"即现在的按摩，"活、舒、补"即舒筋活血。在宫内为皇帝剃头的机关叫"按摩处"。其中擅长剃头的太监称为"清发太监"，专事按摩的太监称"按摩太监"。

民俗是指在一个国家或民族中，由广大民众创造、享用和传承的生活文化。千百年来，中医药与中华民族的民俗相互影响、相互交融。中医药对于健康繁衍、防病治病的理念已经融入我们的日常生活中，体现在衣食住行的方方面面。上述几段小文仅是从侧面对北京民俗与中医药的初探。

研究探索中医药民俗，可以更加深入地体会中医药文化，发掘传承祖国的传统医药文化。

医药文化利社群

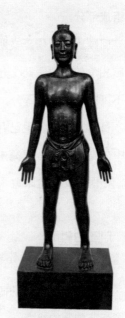

○ 明·正统仿宋针灸铜人（复制品）

2006 年 4 月，香港特区政府成立了西九龙文娱艺术区核心文化艺术设施咨询委员会，立法会亦拨款给西九文化区管理局以发展西九。色彩斑斓的西九文化区概念设计方案于 8 月份公布后，有为期三个月的公众咨询活动。当我参观了规划设计展览后，颇有感触。西九文化区管理局提出了"人文西九，人民西九"理念。我认为可以充分利用中医药的文化资源，在西九文化区中加入中医药文化的元素，营建西九中医药文化村。

[必要性]

文化，是一个国家的灵魂，是一个民族的精神家园；科学，是社会发展的直接动力，是人类进步的客观体现；健康，是与地球上的每一个人息息相关的永恒主题。源远流长的中医药学集文化、科学于一身，理当成为西九文化区的一个重要组成部分。

回顾历史，华夏文明上下五千年之久；中医药学的发展与中国文化的发展是一脉相承的。中医药文化凝聚着中华民族特有的哲学思想与自然理念，是中华文化不可或缺的组成部分，也是中国与世界进行文化交流的独特品牌。

目前，世界各地已开始逐渐接受中医药服务。弘扬中医药文化，将有助于促进中外文化交流，提高中华民族的国际影响力与竞争力。随着中国经济的高速发展，中医药文化愈来愈引起全世界的关注。

[紧迫性]

当今国际上西药的研发难度越来越大，渐渐陷于困境。人们再次向传统医药寻求新药创制的线索。

中华医药有两千多年的应用历史，蕴涵丰厚的内容，是有待开发的宝藏。例如，联合国教科文组织 2010 年 3 月 9 日在澳门宣布：《本草纲目》正式被列入亚太区《世界记忆名录》。

然而，《本草纲目》之名在中国虽说家喻户晓，但目前真正认真研读此书的人为数并不多。目前中国内地各中医药院校图书馆，几乎无一不收藏此书，但因大学没有开设《本草纲目》的专修或选修课程，此类典籍只是作为点缀，藏于图书馆之深闺中，大多数学生不了解，也不知如何使用。可以说本草虽好，却被束之高阁，无人问津；民众爱用中药，却多不了解中药，对中国医药文化知之甚少。

相较之下，我们的近邻韩国，对其传统医药文化的关注与宣传或许值得我们思考与借鉴。数年前的电视剧《大长今》与《医道：一代神医》带动了韩国医药文化产业的发展，向世界传播了韩国的历史文化，打响了韩国传统医药在国际上的知名度。

《医道：一代神医》的主人公许浚，是朝鲜王朝时的著名医生，汉学造诣很深，用汉语写成了韩国最负盛名的医学著作《东医宝鉴》（1613 年）。该书有三分之二的内容源于中国的古医书，同时结合了作者自身医疗实践经验与韩国传统医药知识，对韩医学的发展产生了巨大的影响，于 2009 年被联合国教科文组织列入《世界记忆名录》。

我多次到访韩国，参观许浚博物馆。馆内陈列有与许浚和《东医宝鉴》相关的韩医药历史文物、书籍和人物塑像。设计者还充分利用了声光电多元化的方式，将博物馆打造成为传播韩医学知识的载体与教育的基地。该馆从形式到内涵堪称一流，可谓研究韩国医药历史的必到之处。距《东医宝鉴》问世 400 周年的 2013 年还有三年时间时，韩国政府就兴师动众筹备庆典活动，不少地方机构都积极努力投标，争取赢得主办权，同时也尽可能吸引一些有影响力的国际活动加入此次庆典系列中。

2018 年为李时珍诞辰 500 周年。若以此为主题与契机，结合西九文化区的建设，开展弘扬中医药文化，促进中医药发展的系列文化工程，将具有重大的现实意义与深远的历史意义。现在开始认真思考这一课题，我认为已为时不早。

［可行性］

1972 年，伴随着中美关系的解冻，针灸堂堂正正地走出了国门，跨出了中医药走向世界的第一步。2010 年 11 月 15 日，联合国教科文组织保护非物质文化遗产政府间委员会第五次会议开幕。来自多个国家的四十多项非物质文化遗产申报列入联合国"人类非物质文化遗产代表作名录"，其中就包括中国的国粹京剧和传统医学针灸。这无疑是中华文化的一件喜事，标志着中华文化受到更广大范围的关注与认可。从发展的角度来看，目前正处于中医药走向国际市场的第二个阶段。中药与西方草药有着共同的物质基础，以药带医，中医药将更容易在国际上进行沟通与交流。伴随着中国国力的增强，中华文化的广泛传播与推广，中医药对外交流合作必将日益广泛、深入。

香港，作为国际化大都市，历来担当着国际交流大平台之职。事实上，香港在中药贸易上一直担当着重要的角色，是中药材的主要转口港和集散地。位于上环的著名药材街"高升街"，长不过300米，却是中药材进出口贸易的枢纽，药行鳞次栉比。街中的一条分支小巷"甘雨街"，短短数十米，竟包罗中药万象。近年来，中医药事业在香港的发展令人鼓舞，中医药高等教育已有10年的历史，中医诊所及服务已逐渐在香港医疗系统中发挥着重要的作用。

中国近年虽然兴建了一些富有中医药特色的学校、博物馆与植物园，但从整体上看，似乎尚缺乏高水平、能够与世界交流的园地。在西九文化区公园与博物馆的建设中，中医药是浓墨重彩的一笔。引入中医药的元素，并从文化与生活的角度加以宣传介绍，从独特的侧面展现中华文化的哲学思想与价值体系，和"人文西九"的理念实相契合；另一方面，设计者可以应用新时代的新科技，以新途径来展现中医药文化，使其相容古典与现代的艺术之美，让中医药从枯燥乏味的

西九中医药文化村不妨包括以下内容：
- 香港药材一条街（道地药材、优秀医药产品、企业展示）
- 香港医馆一条街（遥控医学问诊咨询区）
- 岭南医药与客家文化区（香港药膳、凉茶文化餐厅）
- 夏令营教育科普园地（中医药古今成果展示、中医药科普、医药书画、名医雕塑像等）
- 中医药文化长廊图书阅览室（古今中医药出版物、警句、典故、书画）
- 中医药国际会议厅与信息发布站

深奥理论，变为生动的形象展示，雅俗共赏，深入民心，与"人民西九"的要求也相符合。

　　具体来说，设计者可利用现有的植物园、公园，填充文化内涵，加上政府的筹划、企业家的参与，可快速促成"中医药文化村"这一文化工程。文化村是人文与艺术的结合，为城市中的药园和动态的中医药博物馆。中医药文化村的建设，将可以让市民集中感受到浓浓的中医药传统文化气息。漫步其中，市民在休闲的

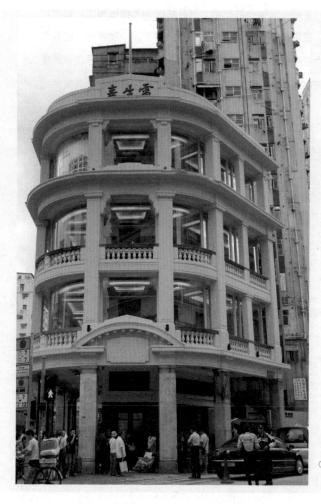

○ "雷生春"将历史文物建筑活化成为现代中医药保健服务中心

气氛中，将受到中医药文化的熏陶，感受到祖国文化的博大精深。人们在欣赏中医药文化之美的同时，还可学习中医药的养生之道，在参观中医药博物馆时，体验穿越历史隧道，纵览古今文化的享受。中医药文化村的建设，可加强专家与市民的互动，推动健康文化产业的发展，形成普及中医药知识的园区，并在多元文化的氛围中，建成与国际交流的大舞台，构筑中医药文化的大观园。

我从事中医药教育与研究三十余年，对世界不少地方的传统医药文化进行过考察。中医药历史悠久，史料丰富，文物不胜枚举。与其他国家与地区相比，香港地区与中医药有着不解之缘，在营造中医药传统文化方面底蕴丰厚。我相信，在西九龙文化区，建立以中医药为主题、雅俗共赏、多元文化、持续长久、世界顶级的医药文化区，必将有利于中医药的国际化进程的推进，使香港地区成为名副其实的国际中医药中心。

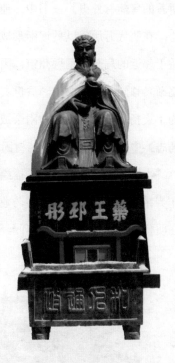

草到祁州方成药

北国药都

河北省安国旧称"祁州",是中国重要的中药材集散地之一,并与江西省樟树市并称南北两大药都。我第一次到药都安国,是在1985年,此后又多次到过那里,深深感受到北国药都深厚的文化魅力与发展变化。

[安国药王庙]

谈到安国的药业，首先要提到的是座落在县城南关的药王庙，因为它的建成与安国药业的兴起有着很大的关系。

这里供养的药王，并非唐代的孙思邈，而是东汉的开国功臣邳彤。这座庙最著名的传说是邳彤曾显灵治愈了宋王之病。

郑金生教授从史学的角度，对安国这个药都的发祥地进行了详实的考证。在所著的《药材外史》一书中，他说，安国（明代入祁州）当地以"皮场庙"为中心，在明代万历年以后逐渐形成了庙会经济。祁州能成为国家级药材集散地，得益于邻近的扁鹊故里鄚州镇。因鄚州药王庙屡遭火灾，景物消歇，其后药业交易逐渐转移到邻近的祁州。后世文人们在编撰县志时，嫌"皮场"一词不够文雅，为了褒扬乡贤，遂将庙神附会成河北的汉代名将邳彤。正如赵燏黄教授在《祁州药志》中所言："余以为药材固有真伪，不料药王亦有真伪。"

当地人谈及药王，往往描绘得绘声绘色，其中有不少添枝加叶的成分。药王作为精神领袖，在提高安国药业影响力与凝聚力方面发挥了良好的作用。药王庙在明代万历年间与清乾隆年间经过重修，规模较以前更为壮观。安国逐渐成为中

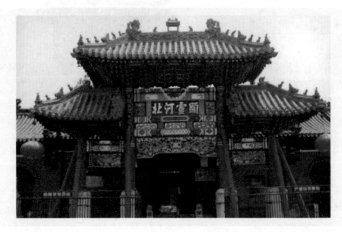

○ 药王庙

国北方的药材贸易中心。这也正是药材集散地形成过程中的重要人文因素。

　　不幸的是在"十年动乱"期间，这座名胜古迹惨遭破坏，石碑被砸，塑像被毁，只剩下空空庙堂。改革开放以来，中国开始重视文物古迹的保护和修复。政府拨专款、地方集资对此庙进行修葺整复。一些能工巧匠，如泥塑大师天津泥人张的第四代传人也前来献技。1985年我第一次到安国时，修缮工程还未竣工。2006年我再度来此，拍了很多彩色照片。

　　药王庙的建筑有大殿、后殿、厢房、碑房、走廊、马厩及钟鼓二楼等。大门两侧各竖有一根高达27米的铁铸蟠龙旗杆，旗杆上佩有飞龙、舞凤、悬斗吊铃等奇特装饰。两旗杆中间是一座牌楼，牌楼的前后面各有一块横匾，上书"显灵河北""封加南宋"。庙门中间"药王庙"三个大字，据说是清代书法大家刘墉所书。庙内大殿供奉的药王邳彤面为金色。厢房内有十大名医塑像，左侧为华佗、孙琳、刘完素、张从正、张介宾，右侧为扁鹊、张仲景、孙思邈、徐文伯、皇甫谧。中国历史上哪些名医可以列在前十位，并无统一定论。孙琳（南宋）、徐文伯（南齐）在史料上记载得并不多，在其他地方的药王庙内也很少提及，他们是否为河北人士，有待详考。安国的药王庙算得上一座颇具地方特色、纪念医药界历史名人的庙宇。

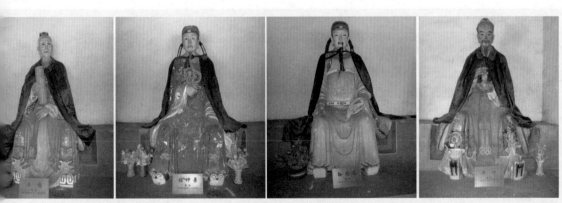

○ 名医泥塑像（扁鹊、张仲景、孙思邈、华佗）（尚文滨提供）

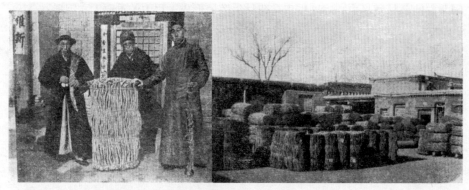

○ 20世纪30年代，赵燏黄先生（中）在安国黄芪货栈

［安国的中药贸易］

明清以来，随着四方前来瞻仰药王庙的人数日增，香火日盛，四方药商云集，使得安国名气也越来越大，不但在内地，在中国香港、日本及东南亚也很有影响。民间流传着"不过祁州无药味"之说。

这里曾经每年在清明节及十月十五举行两次庙会，至清朝乾隆年间，各地来赶庙会的人更多。安国逐渐成为中国药材集散地的枢纽。清朝道光年间，药商开始形成帮派，有名的帮口为陕西、京通卫、山东、关东等六帮，后扩大成十三

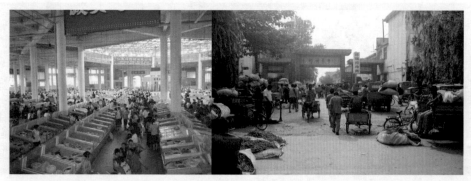

○ 安国药材市场

帮（以药业为主）五大会（以百货为主）。据史料记载，安国庙会最繁荣的时期是 1925～1932 年，当时各省市药商临时参加春冬庙会的有 994 户，常住的药商有 554 户，共有 1548 户，经营人员 6682 人。总进货量约八千万斤，营业额逾二千五百万元（银元）。电视剧《大宅门》中便有不少描写安国药市繁荣景象的镜头。后因日本入侵，连年战乱，交通受阻，药材的流通渠道也就逐渐移向他方。

1949 年以后，安国药业得到恢复，1955～1966 年举办了二十四次国家级的药材交流会。1967 年后，因为"文革"被迫中断。1980 年起又恢复交流会。这里现在依然每逢旧历初一、初六、初十大集，大集上以药市最为热闹。近年来，在县城西关又建成了一座中药材交易大厅，为促进中药材贸易，加强药材管理提供了方便。我看到大厅里药材堆若小山，不但有各种原药材，还有加工后的饮片；有药材种子，也有新育的秧苗。除一般常用药外，紧缺药材也可见到，品种繁多，令人目不暇接。

[安国的中药种植业]

安国不仅以药材集散地闻名中国，更以药材种植业称冠于世。这里的土壤气候适合北方药材的生长，加之药农不断总结，推广先进的种植、管理经验，使安国药材种植业稳步发展。

安国的药材种植始自明代，起初只有二十几个品种。据赵燏黄先生的调查，民国时期当地栽培品种达 120 个。我近年调查统计，此地植物药已不下一百五十余种。其中以祁菊花、祁花粉、祁紫菀、祁沙参、祁芥穗、祁薏米、祁山药、祁白芷"八大祁药"为代表。

一进入安国县的境内，便立刻感到此地与一般北方农村的景色大为不同，到处可见到花色各异的药用植物，农家的房前屋后栽培着不少药苗。可以说今日安国家家种药，人人懂药，并出现了大批的种药专业户，全县的中药材种植面积约

意外的发现

在安国药市的一个小药摊上，我见到不少中药相关的旧书籍，如《中药大辞典》《中草药》等行内人士耳熟能详的专业书。在一个角落，有一套书，远远望去只有"中药学"三个简体字，朴实无华，但五册厚厚的牛皮纸装订引起了我的注意。在我印象中，过去五十年，不曾有过这样的中药书。我好奇地翻开来，原来这是一套盲文版"凸字"书籍。

我记得20世纪70年代后期，在药学专业入学，色盲会被拒之门外，就不要说盲人了。后来，中国残疾人联合会成立了，政府与民间对残疾人群体关注度逐渐提高，但我也没听说过有针对盲人的中医药教育机构。眼前这部盲文书的出现，说明中药学曾经进入盲人的"视野"，有着宝贵的史料价值。于是，我将其买下来。这部盲文《中药学》现在存放于香港浸会大学的中医药博物馆。

○ 盲文中药学教材

以十万亩计，药材总产量数以万吨。

在县城东关，还有一个面积达三百余亩的药材种植实验场，这里专门进行药材引种育苗的实验工作，每年不但向附近农民提供大批的药材种子、秧苗，也承担技术性指导工作。当年北京西北旺药用植物栽培场和中医研究院中药研究所的不少药工都是安国出身的。在这里，我见到的常用中药品种有瞿麦、菊花、地黄、木香、半夏、蔓荆、虎杖、艾叶、薏米、薄荷、红花、白芷、牛蒡子、白芥子、防风、黄芩、桔梗、党参、北沙参、柴胡、地榆、商陆、苦参、猪牙皂、小蓟、知母、玉竹等，还有一些近年由外地、国外引进的品种，如关黄柏、宁夏枸杞、半枝莲、山茱萸、杜仲、甜叶菊、水飞蓟等。这个栽培场对外开放，平日来这里的省内外教学、科研单位的人员络绎不绝，已成为教学、科研的园地。我在这里也初识了不少药用植物。

安国在中药学术界引起关注，源自中国生药学泰斗赵燏黄先生所著《祁州药

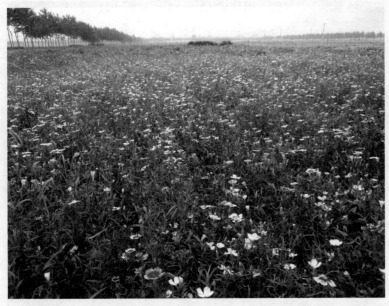

○ 瞿麦栽培

志》。赵先生早年留学东京药科大学，是同盟会的会员，也是中国药学会的创始人之一。 1936 年他深入安国市场实地考察，于 20 世纪 30 年代末出版了《祁州药志》，书中收载了安国药业珍贵的历史资料，记录了赵先生亲身考察所得。这也是中国现代生药学的一部奠基之作。

[安国的药材炮制与生产]

安国的药材炮制加工在长期的实践中形成了独特的风格。

安国在药材加工方面，以黄芪和山药最负盛名。这里加工黄芪的方法是掐头去尾，弄直绑捆，系上红绳，显得十分精致。在安国药栈的院子里，可见到一垛垛堆放规格整齐的黄芪。山药的加工是将山药洗净，洗去芦头，刮去外皮，用硫黄熏。当山药水分蒸发，手捏发软后晒干，即成"毛山药"。将毛山药放水中泡

163

至无干心后，取出晒至半干，搓圆，再切成 12 ~ 13cm 长的小段，打光，晒干即成"光山药"。这两个产品，因其精细的加工过程而赢得很高声誉。在国际上已打开销路，目前畅销中国香港、日本和东南亚。

安国的药材切制刀法在中国也名列前茅。几百年来，切药工人积累了丰富的经验，掌握了刀切饮片的高超绝技。其中，百刀槟榔、蝉翼清夏（半夏）、云片鹿茸等，即为安国药业高超技艺的代表作。

此外，在炮制方面，这里也保持了传统的九转南星、豆腐制藤黄、九制大黄、青竹制竹沥、制神曲等工艺。安国有数以百计的大小药材加工厂，有的仍以传统的手工作坊方式进行生产。

现在，安国人民已不再满足于传统的买卖、种植、加工药材方式。那种前店后场、手工作坊式的生产模式逐渐向现代化生产、正规化管理的方面发展。

20 世纪 50 年代末，县里有一家四百余工人的中药厂，除生产传统的丸、散、膏、丹外，还发展了冲剂、胶囊、滴丸、混悬液、口服液等剂型，生产品种达三百余种，成为中国五六十家重点药厂之一。后来，县里兴建了年产千斤芳香油的专业厂，生产苏叶油、荆芥油、陈皮油、薄荷油等。这些产品不仅是中成药急需的原料，而且也是食品、化工原料的芳香添加剂，一度在中国处于领先地位。改革开放以后，一些港台地区的外资企业，已经在此落户。

在香港，我曾经接待过一批来自安国政府的代表团。如今的安国已经改建制为市。据市领导介绍，今后安国的发展，将围绕一个"药"字做文章，这也是安国人民的愿望。我衷心期待一个现代化的新药都在中医药现代化、国际化进程中再创辉煌。

安国是宝地，是中医药的聚宝盆！

药过樟树倍显灵

南国药都

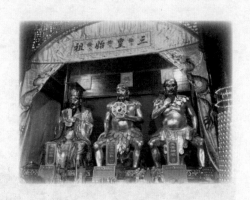

我在大学学习中药时，就听说过樟树的名字。研究了三十多年中药，对"药不过樟树不灵，药不到樟树不齐"的民谚也已耳熟能详，但却从未到过那里。直到30年后才有幸实地考察，又圆了一个中药梦。

[药材市场与交易会揽胜]

樟树是一座有两千多年历史的江南名镇，素有"八省通衢，四会要冲"之称，以盛产好酒、好盐、好药而闻名于世。四特酒名冠江南，周恩来总理曾用其款待外宾；香港70%的食盐都来自樟树，我们这次所住的宾馆下面便是一座大盐矿；当然，我最感兴趣的还是中药。

樟树药业有一千八百多年的历史，兴于东汉，唐设药墟，宋成药市，明清最为鼎盛。明代皇宫曾派人来樟树采购药材，使此地名声大振，与"北药都"河北省安国相对应，樟树被尊称为"南药都"。历史上，每年农历四月二十八日药王诞辰日，这里都要举行盛大庙会，商贾如云。

2007年的10月，秋高气爽，樟树市内热闹异常，第38届中国中药交易大会在这里举行。中药的广告、标语铺天盖地，气球、彩旗迎风飘扬。白天鞭炮迭起，入夜焰火齐放，热烈气氛一浪高过一浪。

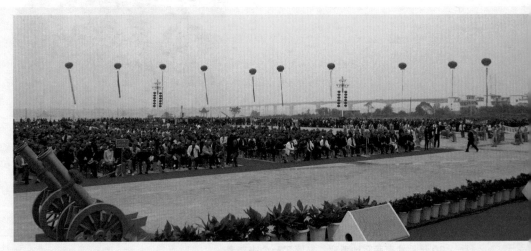

○ 药交会开幕式会场

据《大公报》江西站梁主任介绍，这届樟交会实际到会厂家、商家超过6000个，正式代表五万六千余人。参展品种九千两百余个，其中新特药品比例达40%。主办单位也由县级政府上升到省级政府；内容由单纯的药界交易会发展成综合性交易会，也增加了其国际化色彩。

步入药材展销大厅内，我看到这里展示的主要为中成药产品。电梯两旁簇拥着发放广告的推销员，喧杂声、叫卖声不绝于耳，在这里可以强烈感觉到经济发展中的一点躁动，特别是烟雾弥漫，让我这来自禁烟城市的人一时难以适应。据称，现在内地的中成药厂家已经超过6800家，一些品种有几家、几十家甚至过百家同时生产，因此，在这个中国大型中药交易会上的竞争之激烈可想而知。

巡视街头，可见到有摊位式的马路市场，也有简易的平房店面，市场内药材摊点与农贸商品、小商品店铺相间。药材中最为多见的是鹿茸、三七、西洋参等补益品。据初步观察，市场上赝品、混淆品也是存在的。若从卫生条件与市场秩序而论，与韩国及中国台湾、香港地区的中药材市场相比还有很大差距。我想经营方式应当与时俱进，市场的管理方面有待加强。

[鬼斧神工的炮制技艺叹奇]

炮制在中国不但有着悠久的历史，而且有着鲜明的地方特色。千百年来，樟树在炮制工具、刀法、辅料、工艺等方面都在中药行业中独树一帜。黄柏骨牌片、川芎蝴蝶片、白芍飞上天、木通不见边、陈皮一条线、半夏鱼鳞片等便是对樟树炮制品的生动描绘。这样的饮片看上去类似工艺品，入药似有些过于奢华。如果不是亲眼所见真难以置信，用鬼斧神工来形容其功夫一点也不过分。

相对这些传统绝活，现代人更关心其实用价值。而这些传统炮制方法仅仅是为了产品有更好的卖相？还是有一定的科学意义？我想，无论如何炮制工艺若能将观赏性与实用性相结合，将是最完美的结果。

同时，传统炮制经验的继承与规范化生产向人们提出了新的挑战。在樟树，一些充满活力的私营企业正在崛起。我们走访了一家"天齐堂药业"，他们在注重将传统技术与现代工艺结合、注重内在质量方面，取得了可喜的进展，使我们看到了炮制从传统的手工操作向半自动化、规范化方向发展的活生生的例子。

我期望"遵古炮制"之理念所强调的严谨工作态度，作为一种文化、一种精神在樟树得以承传。樟树在中药炮制标准化方面，再树样板，再创辉煌。

［三皇宫与文化街发想］

20 年前我曾整理过一篇药材集散地的综述文章，记得当时查找到的文献上有记载称，江西皂阁山上的洗药池是葛洪所遗，镇上的药王庙是为纪念孙思邈所建。

此次实地考察方才得到第一手资料，原来在阁皂山采药、洗药、制药的是东汉道教创始人葛玄（公元 164 ~ 244 年），他被认为是樟树药业的开山鼻祖，他还是葛洪（公元 284 ~ 363 年）的叔祖父。葛玄、葛洪都系道家门徒，祖孙二人并称为葛家道。樟树的药王庙也非因孙思邈而起，而是指三皇宫，主要供奉伏羲、神农、轩辕三皇老祖，因而得名。

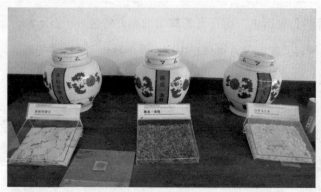

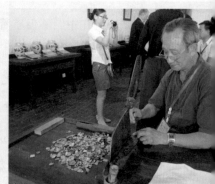

○ 黄柏骨牌片、陈皮一条线、白芍飞上天（左）
老药工切槟榔（右）

2007 年恰值樟树市首次将三皇宫祭祖纳入药交会活动中，我有幸目睹祭拜盛况。

天方破晓，伴随着缕缕馨香，声声雅乐，我怀着十分崇敬的心情来到了三皇宫。只见这里宫灯高悬，人头攒动。早晨 6 点整，庆典开始。全体祭祖人员向三皇始祖和历代药王、医学家行三鞠躬大礼。祭祖活动分敬献花篮、净手上香、宣读祭文、上殿瞻仰等步骤。

据樟树市中医院孙院长介绍，三皇宫的历史可追溯到南宋年间，前身是樟树药材商为纪念历代名医集资修建的"药师院"。后几经改建更名，清光绪十三年（1887 年）重建为"三皇宫"。整体建筑占地 3600 平方米，为宫殿式砖木结构，是樟树现存最完整的一处古药业胜迹。

三皇宫大殿正中供奉着伏羲、黄帝、神农三尊金身塑像。手持八卦图的伏羲是中国神话中人类的始祖，百王之先。他教民驯养野兽，作网渔猎，在医药方面最大功绩是创八卦、制九针。"神农尝百草"，托其名所著《神农本草经》名扬四海。黄帝重医术，一部《黄帝内经》奠定了中医学的理论基础。

大殿两侧为十二大名医彩色塑像，人物造型生动、个性鲜明，有战国神医扁鹊、医圣张仲景、三国名医外科宗师华佗、《针灸甲乙经》作者晋代皇甫谧、《肘后备急方》和《抱朴子》作者炼丹家葛洪、《千金方》作者药王孙思邈、《本草纲目》作者李时珍、温病学派代表人清代叶天士、有"天师"之称的远古名医岐伯、中药炮制鼻祖雷公、《脉经》作者西晋名医王叔和以及集宋以前针灸大成并铸造针灸铜人的北宋王惟一。前八位与江西中医药大学（原江西中医学院）展示的十大名医相同，不同的是儿科大家宋代钱乙、金元四大家之滋阴派创始人朱震亨未列其中。

中国古代名医如群星灿烂，对中华民族的繁衍生息作出了巨大贡献。他们治病救人、起死回生的动人故事在民间广为流传，是中国文化的重要组成部分。各地所建药王庙中都供奉着对当地民众影响最深的医药大家的偶像。

樟树老街，古风犹存，漫步其间，如回上世。我深深感受着中医药的文化气息，抚今追昔，遐想无限。我眼前还浮现出北京的琉璃厂、日本的江户古街等著名游览区的景象，心想这里只要稍加修葺，不是同样可以开发成为独具特色的文化旅游区吗？

《补遗雷公炮制便览》是一部湮没已久、不为世人所知的中国彩色本草图谱，2005 年由郑金生教授整理出版。我有幸拿到了出版后的第一批样书。书中展示了中国古代的炮制场面；在绘图手法上，以工笔写实，颇有《清明上河图》这一社会风俗长卷之妙。我亦畅想，如将其内容以某种艺术形式再现于此地，必将为以炮制独树一帜的古老药都增色不少。

相传樟树市以盛产樟树而得名，遗憾的是，此次在这里我竟然没有见到一棵古樟。中国在衣食住行进入小康社会之后，提高生活质量，注重环境与文化建设将成为下一个追求目标，这也为弘扬中医药文化提供了大好的机遇。我期待能在樟树早日营建"药都博物馆"与"文化街"，为古药都再展新篇章。

[学术论坛与江西中医药大学之行]

此次樟树之行，我还参加了一次专业论坛，参观了一所高等学府。

10 月 15 日，"创新中医药产业发展论坛"在樟树大会堂举行，与会者有700 人之众。论坛以中医药产业发展趋势、对策为主题，学界、业界、政府人士共谋中医药产业的未来。

江西中医药大学刘红宁校长从中医特色在于"治未病"谈起，通过对中西药、中西医、在校学生、报考学生、消费群体等翔实资料的对比分析，阐述了中医药经济发展的主要特点、影响因素以及目前亟待解决的问题。论挑战，思发展，见解透彻。他的报告使我联想到了"孙膑赛马"的故事，与西医药学相比，在"预防—治疗—康复"三个环节中，中医药学在前后两项中都占有优势。扬长避短，整体上中医药学具有广阔的发展空间。

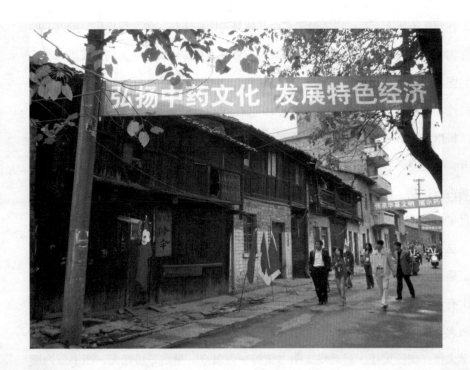

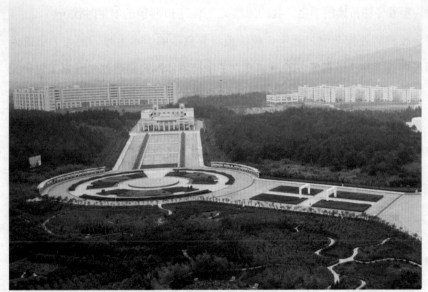

○ 樟树古街（上）
　江西中医药大学校园鸟瞰图（下）

在此次论坛上，我也应邀做了"中药质量与国际市场"的主题报告。我以一些研究实例说明中医药是我们的民族瑰宝，有着许多独特优势与很大的开发潜力。近年，国际市场上使用的中药越来越多，同时，中药的安全性与质量问题也日益受到关注。质量决定着中药在国际市场上的命运。

根据近年的考察结果，我还强调，西方也有悠久的药用植物使用历史。过去30年间，也是西方草药大发展的时期。如果从政策法规的出台、研究费用的投入、市场占有比例、研究论文的发表来看，西方草药成长态势更加迅猛，很多地方都超过了中草药。对此我们应当有清醒的认识。

这几年中国经济发展了，各地纷纷大兴土木。在南昌四环路内，丘陵环抱，层峦叠翠，其中有一个占地面积2000亩的高等学府——江西中医药大学。校区内有山有水，鸟语花香，野生动物自由出入，清幽中充满生机，在我所见的众多中医药大学校园中，江西中医药大学堪称一座学府生态园。新校园内，学生宿舍、教学大楼、实验大楼、运动场、图书馆等一应俱全。虽然是星期天，图书馆内座无虚席，望着专注苦读的学生，我的思绪又飞回到30年前的学生时代……

据该校科研处长介绍，近年该校注重培育自己的学术大师，还大力引进人才、引进项目，并已经初见成效，如建立了中药固体制剂制造技术国家工程研究中心，建设教育部现代中药制剂重点实验室。他们先后引进了国家级中青年学科带头人，为学校注入新鲜血液。

校园中"惟学、惟人、求强、求精"的校训，显示出这是一所有着开放的大门、开放的校园、开放的理念的大学。

> 虽然只是短短两日的逗留，但樟树人对中药的热情令我感动。对唐代著名诗人王勃在赣水之畔发出"物华天宝，人杰地灵"的感叹，我若有所悟。
> 愿樟树与中药齐名，药都与世界同步。

雪域圣地药迷人

走进西藏

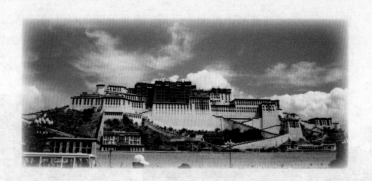

西藏，占中国国土面积的八分之一，平均海拔 4500 米以上，因其严峻的自然环境，位列南北极之后，被称为世界第三极。地域上的封闭，浓郁的宗教色彩，更增加了她的神秘感与魅力。对这块神奇的土地、独特的文化以及藏族人民的生活方式，使海内外的学者、游客莫不神思遐驰。

[世界屋脊的学术盛会]

2000 年 7 月，为了参加在拉萨举行的国际藏医药学术会议，我有幸踏上了这片雪域高原。日光之城气球腾空，街头彩旗高悬，一派节日气氛。新鲜的空气与质朴的民风冲淡了我的高原反应。

藏医药学是世界传统医药王国中的一枝奇葩，早为世界上的民族医药学者所关注。自从 1835 年匈牙利学者发表文章介绍《四部医典》之后，西方学者研究藏医药学的热潮迭起，有不少论文问世。20 世纪 70 年代后，在意大利、英国、美国、德国等国先后召开过国际藏医药学术会议。今天能在藏医药的发祥地举行这样一次学术研讨会，可谓众望所归。大会共收到论文五百多篇，内容涉及医学史、基础理论、临床各科、藏药等；来自俄国、英国、美国、意大利、印度、德国、法国、以色列、中国内地及香港、台湾地区的六百余名专家学者与会展开讨论与交流；记者阵容更达七十余人，一时间，藏医药成了传媒的焦点。会议期间，除广泛的学术交流外，几十个医药厂家也展示了自己的产品，成为现代藏药对海内外专家的一次集中展示。

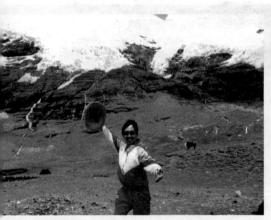 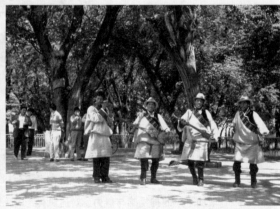

○ 终年不溶的大雪山向来宾召唤（左）
　 在达赖喇嘛的夏宫"罗布林卡"内载歌载舞的藏民（右）

[源远流长的藏医药学]

中医学与藏医学不论在历史上还是在地域上，都有着千丝万缕的联系，但又因不同的社会文化背景，形成了各自的发展轨迹。

公元 4 世纪时，印度医药传入西藏，丰富了西藏医药的内容。公元 641 年，唐代文成公主进藏与松赞干布成婚时，带去了医书、医生，促进了汉藏医药的结合。公元 710 年又有金城公主入藏和亲，再次带进了大批医药书籍。在与中医学、印度医学、阿拉伯医学融合的基础上，现存最古老的藏医学著作《月王药诊》诞生了。

到了公元 8 世纪，在第五代藏王赤松德赞在位期间，藏医药学取得了前所未有的发展。藏医学的鼻祖宇妥·元丹贡布编著了藏医药学经典著作《四部医典》，书中总结了前人经验，并借鉴了其他民族的医学精华，将吐蕃的医学理论提升到了一个新的高度，并为藏族医学的发展奠定了坚实的基础。公元 1656 年，五世达赖喇嘛执政期间，大力宣导开展藏医药学的继承与整理工作，并组织当时的名医编辑校注完成了《四部医典蓝琉璃》。为配合《四部医典》的学习，当时的名书画家还绘制了 79 幅藏书系列的彩色挂图（唐卡）。公元 1835 年，藏药经典

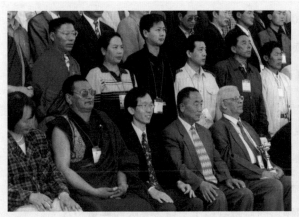 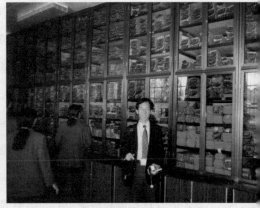

○ 参加国际藏医药学术会议（左）
参观丰富的藏医药文献（右）

175

《晶珠本草》问世，收载药物2294种，使藏医药学达到了一个新的水准。

纵观传统医药学的发展，不难看出中医与藏医在许多方面是相通的。藏医学理论体系中有三大因素，即隆（气）、赤巴（火）、培根（水和土）。这是解释和分析人体生理现象和病理变化的特定概念，也是藏医理论之核心。藏医用药的目的是要调整人体由不平衡状态到平衡状态，这与中医关于人体阴阳失衡导致疾病发生的认识论有异曲同工之妙。

藏医认为：土、水、火、风、空五源是藏药生长的物质基础，一切药物都来自五源；药味有六种，即甘、酸、咸、苦、辛、涩，不同的药味有不同的作用；药物的功效主要取决于五源与六味，这与中医四气五味的药性理论颇为类似。还有许多藏医药论述，与中医的阴阳五行学说相通。

历史上这种多民族长期的互相交流、多重文化的相互影响，促成了藏医药学和其他少数民族医药学的发展，成就了中华民族医药学的完整篇章。

[蓬勃发展的藏医药事业]

1959年西藏和平解放之后，特别在改革开放以后，政府对民族医药发展十分重视，藏医药业得到了迅速发展。20世纪70年代末期，第一家藏医院在西藏成立。80年代开始，国家号召抢救民族医药，成立了民族医药委员会，着手审定颁布民族医药标准，并对民族医药古籍进行整理研究，又在青、藏、甘、川先后建立了省地县乡藏医院。根据国家中医药管理局公布的资料，目前中国已经有藏医院57所，藏医药人员三千余人，以拉萨为中心的藏医服务网路已经形成。

大会期间，我访问了位于布达拉宫东侧的西藏医学院。整个校园占地8万多平方米，环境幽雅。学院成立10年来，已发展成为国内一所培养高层次藏医药专才的教育基地和科研中心。图书博物馆内珍藏着两千一百多卷医药典籍和八十多幅传统药学的彩色唐卡，这些别具一格的传统医学特色文物，对世界医学史的研究是弥足珍贵的史料。

我参观的第二站是西藏自治区藏医院。这家医院的前身为1916年创办的拉萨藏医学院，是西藏地区政府培养藏医药人才，诊治疾病的藏医医疗教学机构，当时这里还兼培养天文星算人才。1959年后成为拉萨市藏医院，1980年扩建为自治区藏医院。那时该医院总面积有一万多平方米，职工450人，在藏民中享有很高威望，不少其他省区的患者也千里迢迢前来寻医问药，年门诊量达到26万人次。

医院以藏医为学术主体，"科有专病，人有专长"为办院原则，其中比较有特色的是心脑血管外科、骨伤专科与胃病专科。据院长介绍，1996年，该院已被国家中医药管理局批准为中国百家示范医院之一。

最后一站为新建成的西藏自治区藏药厂。这是一项国家援藏的重点项目。工厂占地四十余亩，厂房完全按照国家药品生产质量管理规范的要求设计，生产品种包括传统制剂和新制剂两大部分。当时，该厂传统藏药年产量可达十余万公斤。新剂型部分包括胶囊剂、颗粒剂、口服液、丸剂等生产线，是国内规模最大的藏药生产企业。在高原圣地拉萨市，藏药的产值在经济中所占的比例举足轻重，是支柱产业之一。

[开发藏医药的设想]

人类回归自然的呼声和开发中国西部的国家政策，为藏医药的开发研究提供了有利条件。如何使藏药走下高原，走向世界，是一个很值得探讨的问题。根据此次走马观花的肤浅感受，我略陈管见，愿与关心藏医药发展的人士交流。

科学性研究

谈起藏医药的神秘，不应与宗教作联想。而藏医药的神秘在于其特有的医学理论、独特的复方构成，以及尚未用现代实验资料说明的临床疗效。因此，为了藏医药自身的发展，也为了藏医药走向国际，需要对藏医理论进行科学阐述，对藏药的活性物质进行系统研究，对藏药疗效进行临床试验论证。在综合研究的基础上对藏医药的科学性加以证实，对藏医药文化加以弘扬，使其被更多的人接受。另外，藏医药二者密不可分，这一点与中医药走向国际是共同的。

特色药开发

青藏高原以其特殊的地理气候环境，孕育着丰富的天然药物资源。藏药在很多疾病的治疗上，具有显著的疗效。因其日照充足，昼夜温差大，一些珍贵药用植物，如雪莲花、西藏红景天、青藏龙胆、藏木香、藏茵陈等植物体内累积的生物活性成分比一般低海拔地区的近缘植物高出很多。在开发增强人体免疫力的天然药物制品、保健食品方面，在这片世界上最高、最纯净的土地上生长的高寒生物是很有发掘潜力的宝贵资源。

现代化生产

现代化的生产要求建立适当的质量标准与可供质量检测的指标，使生产者有

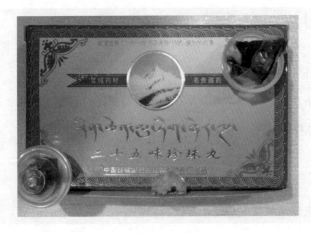

○ 名贵藏药"二十五味珍珠丸"

178

章可循，让消费者放心。而稳定的质量是医药产品走向国际市场的重要前提。考虑到传统藏药的特点，如复方药味众多，多原粉入药，动物药所占比例较高，服用量大等，其开发研究的重点似可放在剂型改造方面。从临床观察有效的经验方，如珊瑚七十味丸、二十五味珍珠丸入手，对有效成分较明确的药味可以进行现代工艺提取除杂、珍稀动植物药味代用品的研究等。

藏区外交流

目前多数人对藏医药的了解还很有限，藏医药的使用者主要是藏区的医患。因此加强与藏区外科研、生产机构的交流与合作，促进科学研究与生产、市场结合，使先进的技术与研究成果注入藏医药产品中，才能在藏区外人士走进西藏的同时，使藏医药走向藏区外，乃至海外。

药资源保护

经过实地考察，我深切感到，西藏天然药物资源的储量并不乐观。青藏高原现有的动植物资源不同于太阳能与风能，绝非取之不尽。虽然藏东南部药用植物种数比较丰富，但在中部与西部，因为高寒，植物生长缓慢，自然生长量远远不能满足迅速扩大的市场需求。一些已经列入了国家重点保护范围的植物药品种的开发，应首先考虑封山育林或轮作轮养的计划性生产方式，以利于生态环境保护，以保证藏药可以永远造福人类。

> 离开西藏已经十多年了，但西藏独特的人文景观，朴素圣洁的民风，总在我脑中萦绕。走进西藏，探索开始；暂别西藏，思绪不断。我盼望着藏医药摘下神秘的面纱，走下高原，走向世界那一时刻的到来。

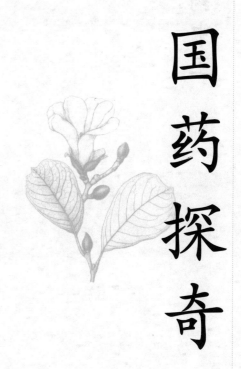

国药探奇

补虚神草药中王

人参

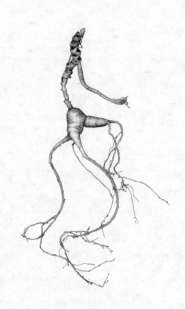

人参被称作百草之王。如果以人参为关键词在 Google 上搜索，相关的结果超过几千万条。若以人参的学名 Panax ginseng 在研究人员常用的数据库 Scifinder 中搜索，相关的研究文献也多于 1 万篇。中医临床处方使用人参者从古至今更是数不胜数，人参"百草之王"之称当之无愧。

[人参溯源]

迄今发现的 3500 年以前中国商代的甲骨文和金文中，已有"参"字。汉字的特点之一是象形。"参"字属上下结构，上半部描绘的是人参伞形花序上的三个浆果，下面是双腿迈开的人形，带有三条须根。古人多用数字三代表多数，故果实画了三个，须根画了三条。

人参，古书记作人薓（音 shen）。李时珍在《本草纲目》的释名项下曰："人薓年深，浸（同"薓"——李时珍另释）渐长成者，根如人形，有神，故谓之人薓。"人薓这两个字，前一个表示药材的形状如"人"形，第二个字形容药材生长缓慢。"薓"字后被简化，借用天上参星的同音字"参"来代替。

人参在 2000 年前的《神农本草经》中被列为上品，谓其补五脏，安精神，定魂魄，止惊悸，除邪气，明目，开心益智……

中医认为，人参的主要功效在于补气，可用于治疗一切虚证。宋代苏颂的《本草图经》中有这样的记述："当使二人同走，一与人参含之，一不与，度走三五里许，其不含者必大喘，含者气息自如，其人参乃真也。"

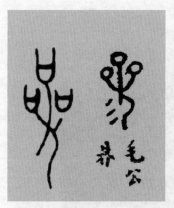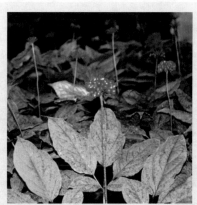

○ 甲骨文、金文中的参字（左）
　 人参原植物（右）

宋元时期有一部论述治疗肺痨的专著《十药神书》，所载独参汤为后人所传诵："独参功擅得嘉名，血脱脉微可返生，一味人参浓取汁，应知专任力方宏。"历史上单味中药被医药学家推崇立传者并不多，人参则属例外。李时珍的父亲李言闻曾专门撰写了《人参传》，详细介绍了人参的性味功效和临床的配伍应用。

[品种沿革]

人参是五加科人参属植物人参 *Panax ginseng* C. A. Mey. 的根，其属名拉丁文 Panax 的释意为"万能药"，种名 ginseng 则为汉语的译音，由此也印证了人参原产中国。全世界有人参属植物 10 种，分布于亚洲东部和北美洲；中国有 8 种，均供药用。

现在市场供应的人参以栽培品为主。在吉林、辽宁、黑龙江等地有大量栽培，一些栽培基地还通过了国家食品药品监督管理局的药材生产质量管理规范 (GAP) 认证。每年产量数以千吨计，满足了市场需求。

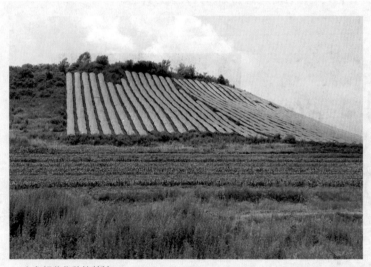

○ 人参规范化种植基地

人参的野生种，习称野山参，现在中国东北、朝鲜半岛和俄罗斯远东地区有极少量分布，但已踪迹难觅。《中国珍稀濒危植物》（红皮书）第一卷将野山参列为国家一级保护物种。

中国古代的人参主产于山西上党，即现在太行山麓的山西长治市一带。春秋时期的《范子计然》记载："人参生上党，状类人者善。"东汉的《说文解字》曰："薓，上党药草人参也。"乾隆皇帝还曾作诗咏之："奥壤灵区产神草，三桠五叶迈常伦。即今上党成凡卉，自惜天公保异珍。"

李时珍在《本草纲目》中记述："上党今潞州也，民以人参为地方害，不复采取，今所用者皆是辽参。" 对"民以人参为地方害"的说法，我还不太理解，但这句话说明，在李时珍时代，上党的人参已不作药用。关于上党人参灭绝的原因，根据其他史料推测，可能与生态环境的破坏有关。太行山区的《清凉山志》有这样的记载："自永乐年后，伐木者千百成群，蔽山罗野，斧斤如雨，喊声震天，致使深山树木百之一耳。"野生人参为林下荫生植物，皮之不存，毛将焉附？太行盛产人参的景象，只能留在古人笔下，留在人们美好的回忆中了。

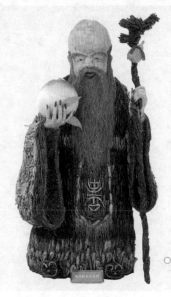

○ 由 2374 颗人参组成的寿星公，香港浸会大学中国银行（香港）中药标本中心藏品（陈宇龄捐赠）

现代有人从生态气候的角度研究证实，人参的确适合在山西的太行山脉生长。实际上，在山西新绛中条山，人参的引种栽培已获得成功。

人参用药的需求与野生资源匮乏之间的矛盾，迫使人们不断地探寻新资源，或就地寻求替代品。在此过程中发现了两个可用之材，一个是西洋参，另一个就是党参。

西洋参，原产自北美。1702年，法国神父雅图斯 (Father Jartoux) 来到中国东北地区。他留意到中国人参的神奇功效，并对人参的外观形态和生长环境作了仔细描述。远在北美印第安人部落传教的神父拉费 (Father Lafitau) 得到资讯后非常兴奋，因法属加拿大的生态环境与中国东北类似，他推测极有可能在此地发现类似神草。果然，1716年于蒙特利尔附近的森林中发现了类似人参的植物，即中国所称的西洋参。此后，北美野生的西洋参源源不断地运往中国。1753年，由植物学之父林奈 (Linnaeus) 正式将其定名为 *Panax quinquefolium* L.。西洋参在中国已引种成功，并有较大规模的栽培。

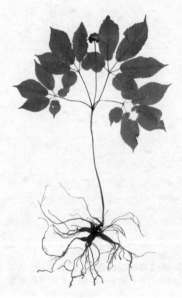

○ 珍贵的北美野生西洋参

186

党参，是一种桔梗科植物，其药用价值也是在寻找人参资源时被发现的。因党参也有补气的功能，且外形类似人参而被当作替代品。西洋参与党参同时作为新品种被收录到清代吴仪洛的《本草从新》（1757 年）中。二者虽均有补气的效果，但西洋参药性偏凉，党参补气力偏弱。如今人参已有大规模的栽培，再也没有必要用替代品了，使用时应予以甄别。

从地理分布上看，辽东亦为野生人参的产区之一，南北朝《名医别录》也有记载。此地的人参能够得以幸存，与这里为皇封之地不无关系。长白山地区，作为清代皇族的发祥地，祖上风水宝地的一草一木是不可擅动的，清顺治年间朝廷曾有明确规定。到了康熙年间，禁令更严厉，称："违禁采参者，为首之人处死，余仍照前治罪。"严厉的法令之下，哪个还敢越雷池一步。客观上使长白山地区的自然环境得到保护，并使其成为人参生存与繁衍之地。

［人参文化］

人参功效神奇，外形独特，资源短缺，自古以来就笼罩着神秘的色彩。人参在中国可谓家喻户晓，有关传说俯拾皆是。

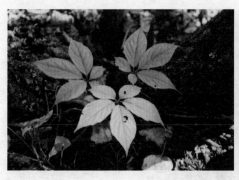
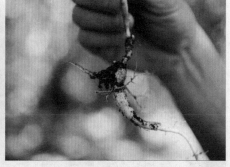

○ 活力四射的野山参脱土而出

在人参产区，人们把传说中的人参公公和采参老人当作神加以供奉，并且流传有棒槌（即人参）神鸟的传说。其实，棒槌鸟并不存在。如果说有小动物参与人参的生长过程，那就是松鼠，松鼠是人参种子传播的一大功臣。

到深山寻找野山参称作"放山"。说来我还真有一段放山的经历，享受到收获的喜悦。2003年，长白山农民发现了一棵野山参，请有"长白山药王"之称的严仲铠教授前去鉴定。严教授电话中告诉了我这个好消息，我随即从香港直飞过去，见证了起获野山参的激动时刻。我们小心翼翼地用鹿骨制成的签子将野山参的整个根系剥离出来。只见这个"人参娃娃"，个头虽不大，但呈明显的人字形身段。长芦（人参的根茎习称芦头）深碗紧扣；主根短粗，紧皮细纹；支根八字分开，清疏而长的须根上点缀着珍珠点，在黑色沃土的衬托下散发着灵气。

［参之辨析］

商品人参有野山参、林下山参和园参三大类，每类又分几个等级，价格差别很大。在市场上选购人参，人们担心的往往不是不良商人以假货充人参，而是以贱品卖贵价。

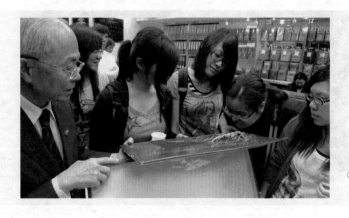

○ 李震熊先生向学生们展示
  价值不菲的野山参

如今，野山参的观赏和收藏价值已经远远超过其本身的药用价值。人民大会堂吉林厅的镇馆之宝是一株野山参稀世珍品。2011 年，我院与香港中药业协会共同举办"人参多面睇（人参面面观）"的中药专题展览，李震熊先生提供的双芦人参亦在珍品之列，让参观者一饱眼福。

依据传统经验，野山参的鉴别主要依据"雁脖芦、枣核艼、横灵体、铁线纹、珍珠须"等要点，而且以"五行全美"为佳。现在市场上的伪品，有的用林下参或西洋参外形相近者加工而成，酷似野山参，称其为"工艺参"可能比较贴切。市售价钱在几万到几十万不等，一般外行人很难识别。

在日本奈良的正仓院博物馆，珍藏有中国唐代鉴真大师六次东渡日本时带去的 60 种中药材。其中，人参的标本只剩下了芦头，参体是被药用了，还是被虫吃掉了，已无从考证。日本东京药科大学的指田丰教授对这些残留样品进行了深入的研究。指田教授曾指导过我做博士研究，他告诉我说，虽然人参标本已放置了 1300 年，样品中人参皂苷的含量还相当高。

目前人参市场上野生品已经很难见到。中国栽培人参已经有悠久的历史，且技术比较成熟。市场上常见的栽培品称为"园参"，多为 5 年生者。将人参的种子播种在山林野生状态下自然生长的半野生人参称为"林下山参"。

人参药材商品规格繁多，琳琅满目。近年，出现了一些新的商品规格，如鲜人参。

中国、日本、韩国和俄罗斯通常用的人参都来源于同一种植物。红参为人参加工品，一般是将人参蒸后，烘至半干，除去不定根及一部分支根，再烘至全干而得。中医认为，与未加工的人参相比，红参的药性偏温热。虽然中国红参和韩国红参（高丽参）的制法大同小异，但高丽参在国际市场，特别是东南亚地区很受欢迎，因而商品价值更高。

由于人参功效卓著，一些植物药也攀龙附凤地冠以"参"字。例如印度人参实际上是茄科植物睡茄 *Withania somnifera* (L.) Dunal 的根；马来西亚人参实际上是苦木科植物东革阿里 *Eurycoma longifolia* Jack. 的根；西伯利亚人参是五加科植物刺五加 *Acanthopanax senticosus* (Rupr. et Maxim.) Harms 的根、根茎或茎；南方人参是葫芦科植物绞股蓝 *Gynostemma pentaphyllum* (Thunb.) Makino 的全草；沙漠人参是列当科植物肉苁蓉 *Cistanche deserticola* Y. C. Ma 的肉质茎。

［现代研究］

人参的故事讲不完，我们现在来谈谈人参的现代研究进展吧。

近年，关于人参化学成分与药理作用方面的研究很多，成果颇丰。人参含有三萜皂苷、多炔、多糖、挥发油、多肽、氨基酸等成分。人参皂苷 Rb_1、Rb_2、Rc、Rg_1、Re、Rf 等三萜皂苷为其主要活性成分，其中人参皂苷 Rf 亦为人参的特有成分。随着分析仪器精密度的提高，人参成分屡有新发现。药理研究表明，人参具有调节中枢神经系统，增强身体免疫功能，促进造血功能，抗心肌缺血，改善物质代谢，调节内分泌功能，延缓衰老，抗肿瘤等作用。

人参是中药的优秀代表，研究人参的人很多；关于人参质量控制的研究也比较深入，并对研究其他中药有一定借鉴意义。十年前香港卫生署《香港中药材标准》项目启动时，首先便选择了人参作为研究对象。我也曾以人参为例，在国际学术期刊上提出了中药鉴定的标准流程，以便对中药进行真伪优劣鉴定，保障用药的安全。此流程已获得广泛的认同。

> 人参是中药王国的瑰宝，已有千百年的临床应用历史，经久不衰。我们既要从中医药文化层次认识人参文化的博大精深；又要用现代科研成果昭示人参临床应用的科学内涵，从而可以更好地保护、开发和利用人参资源，为人类造福。

贺兰山麓宝石红

枸杞子

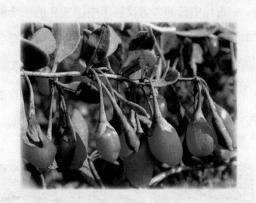

枸杞之名可谓家喻户晓。其可药食两用，近年在国内外市场很受欢迎。在药店、超市、餐馆可以见到以枸杞子为原料生产的中成药、糕点、饮料、茶、酒等。不过，若问起枸杞的身世，枸杞成长走过的崎岖之路，枸杞未来开发的潜力，就不一定人人都能说得清了。

[枸杞溯源]

在中医药的王国里，枸杞子的资格与人参比肩而立，在《神农本草经》中同被列为上品。在《诗经》中也可觅到它的踪影，称其原植物为"杞"。枸杞子具有滋补肝肾，益精明目等功效。本草典籍言其"久服坚筋骨、轻身、不老"。何为轻身不老？用现代话讲，就是减肥瘦身与延缓衰老。现代药理和临床试验已经证实，枸杞子具有促进免疫作用。

在枸杞子的产区，流传着这样一个传说。一书生途经产地，见某少妇正在鞭打一位白发老翁，书生忙上前劝阻。少妇笑答："你知我是他什么人，我是他的外婆，今年已经一百五十多岁了。这孩子不听教导，不食枸杞子，才未老先衰。"只见那老叟站在一旁频频点头称是。这个神话故事道出了枸杞子在民间的广泛应用和对其功效的认知程度。

古代中药的命名反映了中国文化的一个侧面，仔细品味药名，常能咀嚼出其丰富的内涵。《本草纲目》在枸杞条目"释名"项下，做了简明扼要的分析，认为："枸、杞二树名。此物棘如枸之刺，茎如杞之条，故兼名之。"

自古尚有千年枸杞形状如狗之说。东晋道士葛洪所撰《神仙传》中有这样的记载："溪侧二花犬，逐入于枸杞丛下，掘之得根形如二犬，烹之而食，忽觉身

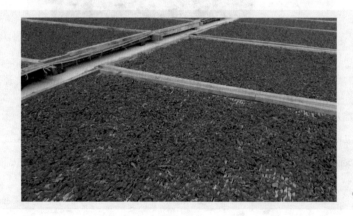

○ 宁夏遍地枸杞红

轻。"白居易《和郭使君题枸杞》诗曰："山阳太守政严明，吏静人安无犬惊。不知灵药根成狗，怪得时闻吠夜声。"诗人的描述与《神仙传》所述相呼应。

枸杞属 (*Lycium*) 植物在中国有 7 种、3 变种。其中作枸杞子药用者是宁夏枸杞 *Lycium barbarum* L.。在植物的拉丁名中并无宁夏的地名，但中文名中有宁夏二字，说明了首创 *Lycium barbarum* L. 中文名的人认为宁夏原产这种植物。

枸杞道地产区是在何时形成的呢？《本草纲目》曰："古者枸杞、地骨取常山者为上……又以甘州者为绝品。今陕之兰州、灵州、九原以西枸杞，并是大树，其叶厚根粗。河西及甘州者，其子圆如樱桃，暴干紧小少核，干亦红润甘美，味如葡萄，可作果食，异于他处者。"我经过考证与实地调查认为，《本草纲目》所指产于河西甘州者，应为宁夏枸杞。

关于宁夏种植枸杞，早在明代《嘉靖宁夏新志》中物产部分就有明确记载，可见宁夏枸杞的种植在 500 年前已经获得成功。历史上枸杞子的产区主要集中在宁夏的中宁县与相邻的中卫县。清代乾隆年间，宁夏中卫知县还留下过这样的赞美诗句："六月枸杞树树红，甯安药果擅寰中。千钱一斗矜时价，绝胜腴田岁早丰。"

在一般人的印象中，枸杞是灌木，那么《本草纲目》中所指的大树是否存在呢？2008 年，当我第二次来到宁夏考察时，见到了一棵被誉为枸杞王的小乔木，树龄过百，但仍可开花结果，当地药农称，他们种植的枸杞都是这株枸杞王的子孙。我想，乔木状枸杞可能未必只有一棵，只不过因为与枸杞王同龄的那些树没有此株"高寿"，所以未能享誉至今。

"驾长车，踏破贺兰山阙。壮志饥餐胡虏肉，笑谈渴饮匈奴血"。岳飞那首气吞山河的《满江红》，让我们总把宁夏与荒凉悲壮的古战场相联系。到了宁夏，我感受到，在巍巍贺兰山的呵护和滔滔黄河的哺育下，银川平原这片沃土上，有着塞外江南特有的美丽。

在贺兰山脚下的枸杞种植基地，我还看到动人的一幕。为避免除草剂对中药的污染，当地的回族姑娘采用人海战术，蹲在地上除草，一干就是六七个小时。炎炎烈日下，姑娘们头上鲜亮的五色头巾，远远望去宛若一片片彩云飘逸。道地药材的形成，有大自然的恩泽，更要靠药农辛勤汗水的滋润。"天下枸杞在宁夏"，真乃名不虚传。

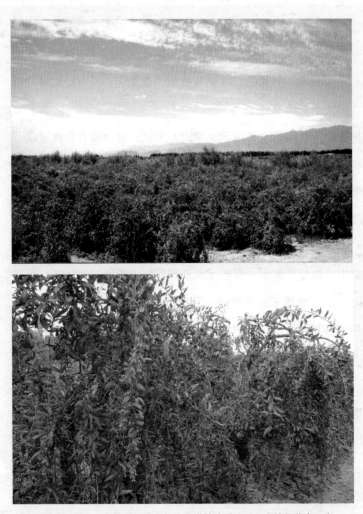

○ 贺兰山麓枸杞乡，回族姑娘除草忙。果满枝头香四溢，竞放晶莹宝石光

[为枸杞子正名]

正当枸杞子大踏步走向国际市场之际，印度学者 Harsh 教授 1989 年在《当代科学》（*Current Science*）杂志上发表的一篇文章将宁夏枸杞推向了尴尬境地。这篇文章中提到：采自印度干旱地区的 *Lycium barbarum* L. 的果实中约含有 0.95% 的阿托品 (atropine)。阿托品是托品烷 (tropane) 类生物碱，是常用的抗胆碱药，其中毒剂量是 5 ～ 10mg，致死剂量是 80 ～ 130mg，一般情况下的口服最大剂量为每天不能超过 3mg。服用阿托品可能有口干、眩晕、瞳孔散大、皮肤潮红、心率加快、兴奋、烦躁等不良反应。

因为 *Lycium barbarum* L. 的中文名正是前文所说的宁夏枸杞，该文章刊出后，宁夏枸杞的安全性受到了极大的质疑，中药枸杞子的出口也受到了重创。但是，枸杞子在中国已经应用了两千多年，无论是在古代的医籍，还是现代临床应用中，从未发现枸杞子有上述毒副作用的记载。

药用植物学家肖培根教授敏锐地意识到这一问题的严重性。在他的建议下，我遂以"中国枸杞属植物的生药学研究"立项，作为我指导的第一位博士研究生的研究专题。

若想推翻一个结论，往往比得出一个结论更难，必须要拿出充分的证据，反复认证，让事实说话，以理服人。在四年的专题研究中，我们研究团队的足迹遍及新疆、宁夏等中国枸杞属植物的分布区和商品药材的主要产区。我们摸清了国产枸杞属植物的资源情况，采集了大量的原植物凭证标本和对应的药材样品，包括鲜为人知的黑果枸杞 (*Lycium ruthenicum* Murr.) 和黄果枸杞 (*Lycium barbarum* L. var. *auranticarpum* K. F. Ching) 等。在查阅有关枸杞的国内外文献和枸杞属植物标本的过程中，中国科学院植物研究所珍藏的一份由中国植物学老前辈刘慎谔教授于 1932 年采集的欧枸杞 (*Lycium europaeum* L.) 标本引起了我们的注意，因为这份标本采自印度西部地区。

解铃仍需系铃人。我们多次致信 Harsh 教授，希望他能提供产于印度的"宁夏枸杞"样品进行对照。但去信如石沉大海，杳无回音。后经多方打听得知 Harsh 教授已经过世，沿此线索追寻答案似乎走进了死胡同。就在寻找印度"宁夏枸杞"一筹莫展时，2003 年，我们在南非参加国际民族药物学会 (International Society of Ethnopharmacology) 举办的学术会议时，碰巧结识了来自印度的另外一位植物分类学家 Sauris Panda 博士。我特别邀请他专程来到香港，共同探讨这一课题。在 Panda 博士的协助下，我们终于收集到了那种所谓"宁夏枸杞"的植物标本和果实样品。经与刘慎谔教授所采标本进行对照后，我们推测：印度的那种枸杞很可能就是欧枸杞。

为证实这一推测，2004 年在参加民族生物学、经济植物学和民族药物学国际学术会议之际，我同肖培根教授、博士生彭勇一行三人前往英国皇家植物园邱园的植物标本馆寻找答案。这里珍藏有 750 万份干燥压制的植物标本，品种涵盖世界植物种的 90%，其中模式标本 35 万。这一点，世界任何一家植物园都无法与之相比。世界上很多植物分类上的难题都需到此获取权威的凭据。在这里我们不但找到了产于印度的枸杞属众多植物标本和欧枸杞的模式标本，同时还在邱园的药用植物园区看到了引种栽培的欧枸杞原植物。经反复求证，最终澄清了印度学者 Harsh 教授所说的"宁夏枸杞"原来就是欧枸杞的论断，确认欧枸杞与宁夏枸杞不是同一物种。

此后，我们又进一步对中国产的枸杞属植物 7 种和 3 变种的样品全面进行了阿托品的含量测定。实验结果证明，所有样品中阿托品仅痕量存在，远低于中毒剂量。坚实的试验研究洗清了宁夏枸杞这个物种身上的冤情，证明宁夏枸杞可以放心使用。2005 年研究生彭勇在香港浸会大学荣获博士学位，其主要研究成果为枸杞走向国际市场铺平了道路。2006 年，奥地利学者 Rudolf Bauer 教授的研究组发表论文也再次证实，中国产的枸杞子中仅含痕量的阿托品，最大含量不超过 19μg/kg。依此推算，一次服用超过 263kg 的枸杞子才可能达到摄入阿托品 5mg 的中毒剂量。

[发展前景]

历史上枸杞子愁的是供不应求。查看历史记录可知，1949 年全国枸杞产量不足 50 吨。现在栽培枸杞获得了成功，2010 年仅宁夏的枸杞产量就超过 8 万吨，占了全国总产量的 60%。由此也证实，解决中药资源供应问题的关键在于规范化的栽培。

枸杞的供应问题解决了，现今药农愁的是产品积压、卖不出好的价钱。如何开拓新路，开发出附加值高的产品，使枸杞产品再上一个新的台阶，并扩大国际市场，是更大、更艰巨的挑战。

近年对药品食品安全的质疑之声不绝于耳，药食两用的枸杞子也是重点受检品种之一。现在有的人贪图商业利益，为了使药材美观，将枸杞子用硫黄熏，严重影响了宁夏枸杞的信誉。好的药材品牌需要打造，更需要维护，枸杞的质量监控体系有待进一步完善。

枸杞一身是宝，其根皮入药，是退虚热的常用中药，名为地骨皮。2010 版《中国药典》收载宁夏枸杞 *Lycium barbarum* L. 和枸杞 *L. chinense* Mill. 为中药地骨皮的法定原植物来源种。地骨皮的药材主产于中国山西、河南等省区。宁夏枸杞的根皮虽可以药用，但谁又舍得挖根取根皮而断送摇钱树的性命呢？正如洛阳牡丹甲天下，而洛阳几乎不出产牡丹皮一样。

枸杞在中国分布广泛，但南方地区野生枸杞的果实不作枸杞子入药，也没有规模化的栽培。人们将枸杞的嫩叶拿来做菜，又称枸杞头，鲜嫩可口。凉拌、清炒皆宜。

枸杞与番茄同属于茄科植物，新鲜枸杞的果实晶莹剔透，像迷你番茄一样，甜中略带有一丝的苦味，夏日食之爽口。在新疆的枸杞产地，一位退休老职工向我介绍说，他吃了几十年的新鲜枸杞，现在六十多岁了，身体很好，连眼睛都不花，应该归功于枸杞。的确，有人把枸杞子叫做"明目果"。说到这一点，我想到国际上流行的蓝莓，因二者都有明目作用。当我向外国朋友介绍枸杞时，时常比喻说，这就是东方的蓝莓。几年前，我们曾和澳大利亚皇家理工大学薛长利教授进行过合作研究。结果表明，新鲜枸杞子中多糖、类胡萝卜素等多种生理活性成分的含量均明显高于干枸杞子。美中不足的是枸杞果实皮薄易烂，产区之外的人难得尝鲜。随着保鲜技术与运输手段的进步，相信未来鲜枸杞一定能如番茄一样有较长的保鲜期，让更多的人品尝美味，更多的人健康受益。

近年，随着人类回归大自然热潮的兴起，天然健康食品成为新时代的宠儿。欣闻现在枸杞子已经出口到了六十多个国家和地区，愿贺兰山下粒粒晶莹的红宝石，能放射出更加夺目的光彩。

药效虽佳当细心

细辛

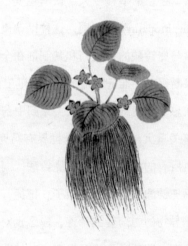

○ 《本草品汇精要》中的细辛彩绘图

细辛的药用部位应为根和根茎，而不是全草，因为细辛中的有害物质马兜铃酸主要集中在地上部分。这早有定论，但有一次我到内地药材市场考察时，却见到了将细辛地上部分与根一同切制入药的场景，真是触目惊心。这不禁让我想起细辛在香港险些被取缔的一段难忘经历。

[马兜铃酸中毒事件]

2004 年 4 月的一天，我接到香港卫生署负责人打来的电话，告知有患者因服用细辛造成了马兜铃酸中毒。在此之前，内地和海外出现过多宗因服用含有马兜铃酸的植物药导致的中毒事件，如在欧洲、美洲和亚洲多个国家发生的广防己和关木通中毒事件，香港的药材批发商误将寻骨风当作白英导致的中毒事件等。马兜铃酸类成分在化学结构上属于硝基菲类化合物，是马兜铃科植物的化学特征。该成分可导致肾功能衰竭等肾脏损害和尿道病变。

接二连三的事件令人"谈马色变"，以致国际上出现了中草药肾病 (Chinese herbs nephropathy) 的名词，这种以偏概全的说法给"中草药"戴上了黑帽子。后来，含马兜铃酸的植物药和其制剂在全世界范围内禁用。香港对这次中毒事件也采取果断行动，准备取缔细辛，香港卫生署来电就是邀请我参加新闻发布会。

我想，停用细辛，不仅关系到中药的声誉，更重要的是会影响中医的临床用药，事关重大。实际上，全世界有马兜铃科植物六百多种，中国有 86 种，并不是该科所有的植物都含有马兜铃酸；同一种马兜铃科植物，也并非所有的部位都含有马兜铃酸。不可眉毛胡子一把抓，将所有"姓马的"都列入黑名单，也不能让同名异物的中药受到牵连，应区别对待。我向卫生署提出了一个请求，可否给个缓冲期，即暂时先不开发布会，待我们进行专题研究后再做定论。卫生署采纳了我的建议，细辛的"取缔令"改为了"暂时停用令"。

时间紧迫，政府要求在同年 6 月 30 日之前必须对市民有个交代。为此，卫生署下拨了专款，委托我的研究组攻关。我们立即放下了手边其他研究工作，全力以赴进行此项紧急任务。一时间，我们的实验室堆满了来自各地的细辛样品，分析仪器也在日夜运转。与实验工作齐头并进，我们对细辛的药用历史沿革进行了系统的考证，而且追根溯源深入产地对细辛的原植物进行了调查研究。

[调查研究]

细辛来源于马兜铃科细辛属 (*Asarum*) 植物，是中医临床常用的解表药，有祛风散寒，止痛通窍，止咳平喘和通利血脉等功效。细辛始载于《神农本草经》，已有两千多年的应用历史，在张仲景的《伤寒论》中就有乌梅丸、小青龙汤、当归四逆汤和麻黄附子细辛汤等含有细辛的常用方剂。临床上细辛可用于风寒表证、各种疼痛证、诸窍不通证和肺寒咳喘证。细辛是一味良药，是中国医疗历史的功臣，因其根细、味辛而得名。在教授中药学课程时，每次讲到细辛，我都要让学生与我一起尝尝它的味道：那辛而冲的感觉只要尝一次便会留下终身难忘的印象。

我在北京中医药大学读书时，教授药用植物学的是杨春澍老师，他也是研究细辛的专家。杨老师的研究结果显示，细辛的品种有多个，从本草著作的记载来看，古代细辛主要品种是华细辛 *Asarum sieboldii* Miq.，主要分布于陕西秦岭一带。随着生态环境的破坏和过度采挖，细辛的野生资源已严重不足。华细辛不够用了，于是分布于东北长白山地区的北细辛 *A. heterotropoides* Fr. Schmidt var. *mandshuricum* (Maxim.) Kitag. 就出现在药材市场上，加之其栽培取得成功，北细辛逐渐成为了主流商品。北细辛与汉城细辛 *A. sieboldii* Miq. var. *seoulense* Nakai 在药材市场上习称为"辽细辛"。

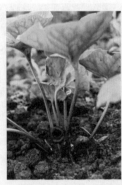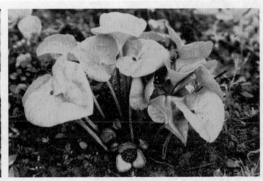

○ 北细辛（左）；汉城细辛（右）

这 3 种同属植物是 2010 版《中国药典》规定的中药细辛法定植物来源。

几种细辛的来源不同，但在药材市场上仅从根部要想区分其基原植物并非易事。基层从业人员常常将细辛称为"烟袋锅花"，这一比喻十分形象地描述了细辛花的形态。几种细辛的分辨，也靠此特征。在 20 世纪 50 年代初期，收购细辛药材时会要求药农送来全草，方便鉴别，待鉴定后再除去地上部分，以根部入药。

为何不能留下茎叶等地上部分呢？原来古人早有忠告。《名医别录》记载："二八月采根。"《雷公炮炙论》还明确指出："凡使细辛，切去头子，以流水浸一宿，暴干。用须拣去双叶者，服之害人。"虽然历代本草记载细辛的药用部位均为根，但由于细辛资源不足，从 20 世纪五六十年代起，人们便将地上部分也作药用。1963 版《中国药典》开始规定细辛的药用部位为"带根全草"，此后《中华本草》等中药专著均沿用此说。

对于细辛的用量限制，有人考证，汉代张仲景的汤剂方中，细辛的用量较大，以公制计量单位算，由最低 13.92g 至最高 41.76g。宋代的陈承认为细辛研末内服不能超过"半钱匕"。"匕"，音同"比"。钱匕是古代量药器具，亦为取

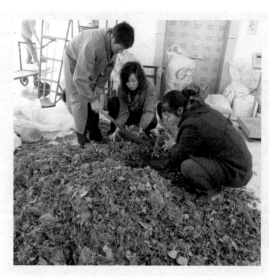

○ 市场上仍有细辛的地上部分被混用入药

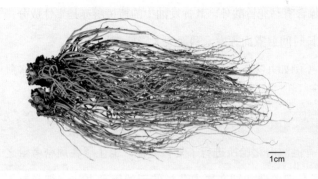

○ 细辛药材

食器皿，后代的羹匙由它演变而来。宋代的半钱匕相当于 0.3g，明代的李时珍将
"半钱匕"改为"一钱"，相当于 3.73g。此后，人们常忽略了这是细辛在用作
散剂时的剂量限制，逐渐演变成"内服细辛均不宜超过一钱"的定论。临床上也
流传有"细辛不过钱，过钱命相连"的说法。以上说明，古今细辛的用量是有变
化的，一般来讲，用作散剂时的剂量要小于汤剂。2010 版《中国药典》规定的
剂量是汤剂每次用 1 ～ 3g，散剂每次服 0.5 ～ 1g。

[研究结果]

综合古今文献记载资料和中医临床的用药实践经验，我们设计了研究方案，
采用液相色谱和质谱联用技术，对涉嫌导致马兜铃酸中毒的单味中药和中成药进
行了研究，比较了不同植物来源、不同药用部位和不同提取方法时，各自的马兜
铃酸含量。

我们的研究结果表明：

1. 在来源于马兜铃科植物的药材样品中，马兜铃酸的含量，以关木通最高，
青木香、马兜铃、寻骨风、广防己次之，细辛最低。

2. 细辛的马兜铃酸含量以地上部分最高，全草次之，根部最低。

3. 来源于马兜铃科植物的各种药材，其水煎煮提取物中马兜铃酸的含量较以

有机溶剂提取为少。细辛除含有马兜铃酸外,其挥发油中的黄樟醚亦是毒性成分。实验证明,黄樟醚会经过长时间煎煮而挥发,从而大大降低毒性。

4. 细辛入复方使用时(例如九味羌活汤、小青龙汤和独活寄生汤),其水煎剂中马兜铃酸的含量极微。

我们的实验完成后,香港政府化验所进行了复核验证。卫生署在周密考量之后,于2004年6月公布了马兜铃属和细辛属中药材的新的管理办法:细辛应当在中医师处方指导下使用;使用的品种必须为《中医药条例》中所指定的品种;药用部位仅为根部;用量不可超过《中国药典》所列范围1~3g;煎煮时间不少于60分钟;药商应从正规饮片厂进口细辛饮片;细辛只可用水煎剂,不应磨粉内服;含有细辛的中成药,需将"不得检出马兜铃酸"列入其质量标准。

由于上述措施保障细辛的安全用药,细辛在香港重新恢复了临床应用。香港的实验资料和结果也同时向国家药品监督管理部门呈报,并提呈《中国药典》参考。2005版《中国药典》开始将细辛的药用部位规定为根和根茎,从而结束了半个多世纪以来细辛药用全草的历史。

香港浸会大学中医药学院和香港卫生署于2008年将这一研究结果的相关论文在国际学术期刊《植物药》(*Phytomedicine*)上发表。这项研究为保障中医临床安全用药作出了贡献,也为香港赢得了声誉。

> 虽然细辛涉嫌导致马兜铃酸中毒的事件暂告平息,但这段故事一直留在我的脑海里。中医临床安全用药切不可掉以轻心。在尚无化学成分、药理毒理知识的古代,中医就已有细辛地上部分害人而不可用的科学见解,并记录于本草书中传承下来。本草古籍当中点点滴滴的记录,是千百年来我们的祖先用时间和生命换来的宝贵经验,我们一定要认真记取。如果在扩大细辛药源时,我们认真研究老祖宗的告诫,就不会让毒性大的地上部分入药;如果在用药的时候,中医坚守古训,有关的中毒事件就可能不会发生。

花美性烈疗效奇

洋金花

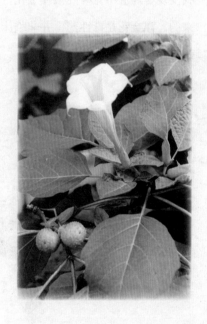

2007 年，香港卫生署通报了一则误将洋金花用作凌霄花，导致中毒的事件。

[误用洋金花]

1999 年春，我初来香港后的一天，一位资深的中医教授，将他开的一个治疗抑郁症的处方拿给我，让我复核一下，原因是有患者服用此方后出现了烦躁不安的症状。我接过老教授的处方，仔细品味，认为此方理法分明，药量合理，可谓无懈可击。我请求再检查一下实际使用的药物，当我把药包中的药味与药方一一核对后，不禁倒吸了一口凉气，因为药包中没有见到具解郁作用的凌霄花，却见到了毒剧药洋金花！

在 2003 年，我还收到过香港医院管理局中毒药物检测中心转送来的"五花茶"中毒投诉。我索取有关药材，但收到的是病人保留的药渣。经过仔细观察，我发现在药渣中竟有几朵洋金花，虽经熬煮已残破，其独特的形态还是可以认出来的。洋金花是毒性药，并非临床常用中药。我不禁起疑：为什么在香港洋金花不时出现在不该出现的地方呢？

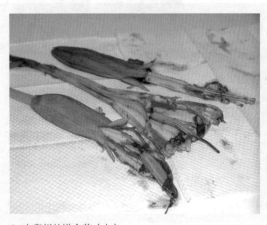 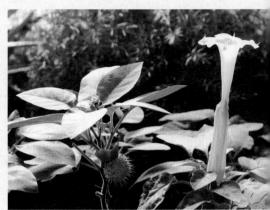

○ 未煮烂的洋金花（左）
　白花曼陀罗原植物（右）

五花茶是香港众多凉茶当中最为常见的一种，我曾经在不同场合问过许多人，五花茶究竟来源于哪五种花？但至今还没有得到统一的答案，有人甚至说："用什么花都可以。"我想，由于这种五花茶配方的随意性，以及现在当作食品的凉茶并未列入中药监管的范围，导致了有五花八门的五花茶。当经销商对原料缺乏知识或经验时，很可能误用，出现洋金花中毒事件也就不足为奇了。

我对市售商品进行抽样调查后，依照出现频率概括五花茶的原料大致包括菊花、木棉花、金银花、鸡蛋花、葛花、水翁花、素馨花、茉莉花等。

洋金花来源于茄科 (Solanaceae) 植物白花曼陀罗 *Datura metel* L. 干燥花，名为南洋金花。曼陀罗属 (*Datura*) 植物全世界有 16 种，多数分布于热带和亚热带地区，少数分布于温带。中国分布有 4 种，均可药用，除上述白花曼陀罗外，还有毛曼陀罗 *D. innoxia* Mill.（药材名为北洋金花）、曼陀罗 *D. stramonium* L. 和木本曼陀罗 *D. arborea* L.。洋金花开白色或带粉红色的大花，外观颇似百合花，在许多城市作为观赏花卉栽培，在香港动植物公园与大浪西湾都可以见到。

[临床应用]

洋金花这个药名，始载于《本草纲目》。看过 20 世纪 50 年代影帝赵丹主演的电影《李时珍》的人，一定会对李时珍找到洋金花后兴奋不已的情景留下深刻印象。《本草纲目》曾对洋金花有过不少生动的描述，如"相传此花笑采酿酒饮，令人笑，舞采酿酒饮，令人舞。今尝试之，饮须半酣，更令一人或笑或舞引之，乃验也"。又有"热酒调服，少顷，昏昏如醉，割疮炙火，宜先服此，则不觉苦也"。

有关洋金花的传说，最为脍炙人口的当属《三国演义》中"关云长刮骨疗毒"的故事了。据说华佗在手术前，先在伤口处撒上一种麻醉药——麻沸散，用来减

207

轻疼痛。麻沸散主要用的就是洋金花。神医华佗刮骨疗毒，而关羽却谈笑风生，饮酒对弈。除了英雄气概可颂外，麻沸散应该功不可没吧。

还有，在《水浒传》等古典小说中经常提到的蒙汗药，也与洋金花有关。清代吴其浚在《植物名实图考》中有"广西曼陀罗遍生原野，盗贼采干而末之，以置人饮食，使之醉闷，蒙汗药当即此类植物制成"的记载。

1862年日本出版的《医事启源》一书，其中记录了外科医生华冈清洲在1805年使用以洋金花为主药研制的麻醉方，实施外科手术的成功之举，并誉其为现代麻醉手术宗师。1846年10月，世界上第一次使用乙醚进行麻醉外科手术公开演示成功，那时与华陀的时代已经相去了一千六百多年。哈佛医学院麻州总医院至今还妥善地保存着这一间手术厅，以纪念麻醉术的发明对医学进步的重大贡献。相比之下，我们对麻醉术先驱的中国古代医药学家的纪念显得太不够了。

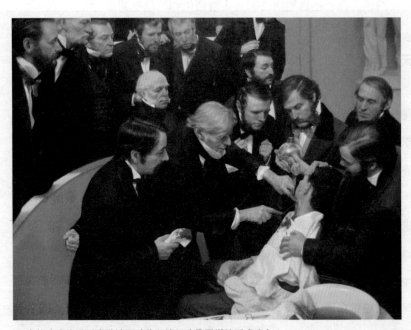

○ 实施全身麻醉手术的油画（此画绘于哈佛医学院手术室）

中医认为洋金花具有平喘止咳，止痛，解痉等功效。明代《外科十三方》中记述有"立止哮喘烟"，其主要组成药物为洋金花。民国时期的"风茄花戒烟方"是戒毒药，可以抗吗啡戒断症状。风茄花即为南洋金花。在 20 世纪 70 年代，中药麻醉研究风靡一时，主要使用的便是洋金花制剂。曼陀罗属植物中普遍存在的莨菪碱 (hyoscyamine)、东莨菪碱 (scopolamine) 和阿托品 (atropine) 是该属的主要活性成分。现代医学研究表明，洋金花具有麻醉、镇痛、镇痉、止咳、平喘、抗菌、抗氧化等作用，能够很好地解释中医对洋金花功效的认识。

曼陀罗全株皆含有毒素，尤其是种子和花。曼陀罗的种子还有"醉仙桃"之称，据说服用 3 粒种子即会中毒。

一般在误服曼陀罗后半小时就会出现中毒症状，最迟不超过 3 小时。中毒多表现为急性突然发病，症状与阿托品中毒症状相似，出现口干、吞咽困难、声音嘶哑、发热、心跳增快、血压升高、头痛、烦躁不安、幻听幻视、哭笑无常、肌肉抽搐等临床表现。

一旦误服曼陀罗，应马上到医院进行急救，一般的方法是，以稀释高锰酸钾或鞣酸洗胃，然后以硫酸镁致泻或灌肠。中医的传统解毒方法是，用绿豆衣、银花、甘草组方，水煎，分多次服用。

由于曼陀罗含有多种生理活性物质，国际市场的需求量日渐增大，根据联合国国际贸易中心所发布的资料，曼陀罗为目前国际市场上生产和流通量最大的八种药用植物之一。除叶、花、种子入药外，种子油可制作肥皂和掺合油漆用。曼陀罗一身是宝，可敬可畏。

"烟迷金钱梦，醉露木藁妆"便是宋人对曼陀罗这种"蛇蝎美人"的生动刻画。

[性状鉴别]

下面比较一下洋金花和几种容易混淆的药材，以便中医师、中药师参考使用。

药　材	来　源	鉴别要点	功　效
洋金花	茄科植物白花曼陀罗 *Datura metel* L. 的干燥花	花大、喇叭状，花筒较长，花完整者长 9～15 cm；花萼常见，花萼呈筒状	平喘止咳，镇痛止痉
闹羊花	杜鹃花科植物羊踯躅 *Rhododendron molle* G. Don 的干燥花	数朵花簇生于一总柄上；花筒较短，花完整者长 2.5～4 cm；花萼少见	驱风除湿，散瘀定痛
泡桐花	玄参科植物毛泡桐 *Paulownia tomentosa* (Thunb.) Steud. 的干燥花	萼筒少见，花冠具毛，花冠内有紫色斑点	清肺利咽，解毒消肿
凌霄花	紫葳科植物美洲凌霄花 *Campsis radicans* (L.) Seem. 的干燥花	萼筒多存在，硬革质，先端 5 齿裂，裂片长约为萼筒的 1/3；花冠内表面具明显的深棕色脉纹	清热凉血，化瘀散结，祛风止痒

　　"亡羊补牢，犹未为晚"，洋金花中毒事件为人们一再鸣响警钟，使用中药、特别是香港卫生署公布的 31 种毒剧中药要格外谨慎。在香港，很多人既开诊所又开药房，一个人领两个牌照。医药兼通固然是好事，但责任就更为重大，在购入饮片和调剂处方时需要一定的中药鉴别知识。另一方面，食品安全与药品安全一样，与民众生活休戚相关，也应重视研究五花茶等凉茶的配方，加强质量监管，严防毒性药材的误用。

中西良药各千秋

麻黄

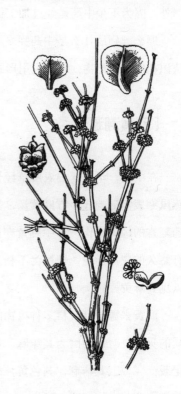

说起麻黄，无论是中医还是西医，可谓无人不知，那么麻黄究竟算中药还是西药呢？

[什么是中药]

这里我想先从药物的基本概念说起。

具有治疗、诊断、预防疾病或保健作用的物质一般通称为药物。有人说，中药是中国人使用的药物，显然这是不准确的。因为药物作用的对象是人体，与人种、民族无关。也有人认为，中药就是植物药，说来这也不够全面。中药是以植物药为主的，但还有矿物与动物。还有一种观点认为，中药是天然药物，这也有例外，因为不少中药是经过加工提炼而成的，如青黛、冰片等。

那么，到底什么是中药呢？为大家共识的观点是：中药是在中医理论指导下认识和使用的药物；临床应用形式主要有原药材、饮片与成方制剂（中成药）。

[麻黄溯源]

在中国，早在《神农本草经》中就有关于麻黄的记载。《伤寒论》中治疗外感风寒表实证的代表方麻黄汤，其遣药组方严谨规范，君臣佐使分明，被奉为中药复方的经典之作，方中麻黄亦被誉为伤寒发表之第一药。在很多国家，麻黄也有悠久的应用历史，被视为不朽之物。埃及出土的数千年前的木乃伊旁边，常可以见到麻黄。

麻黄来源于麻黄科多种植物的干燥草质茎。关于麻黄的命名缘由，历代有不同的见解。有认为因为其味麻，且生小黄花而得名。明代李中立的《本草原始》记载："或云其味麻，其色黄，故名麻黄。"而明代《医学入门》谓其"丛生，如麻，色黄也"，较为可信。

传统中医理论认为，麻黄具有发汗散寒，宣肺平喘，利水消肿等功效。2010版《中国药典》收录草麻黄 (*Ephedra sinica* Stapf)、中麻黄 (*Ephedra intermedia* Schrenk et C. A. Mey.) 及木贼麻黄 (*Ephedra equisetina* Bge.) 为中药麻黄的法定原植物来源。

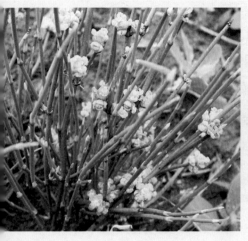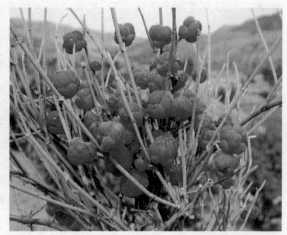

○ 麻黄，雄株（左）
　雌株（右）

麻黄药材在中国主产于河北、山西、新疆、内蒙古等地区，长期以来供不应求，上述 3 种原植物已被列入中国第二批《国家重点保护野生植物名录》中。

麻黄属 (*Ephedra*) 植物全世界有 40 种，广泛分布于亚洲、美洲、欧洲东南部、非洲北部的干旱、荒漠地区。中国有 12 种、 4 变种，现供药用者约十种，以草麻黄为主。

[有效成分]

麻黄属植物含生物碱、挥发油和黄酮等有效成分。 1887 年日本学者长井长义 (Nagayi Nagayi) 首先从麻黄中提取出其主要有效成分麻黄素（ephedrine, 又称麻黄碱）， 名震一时，成为日本现代药学的奠基人，后日本药学会会馆以其命名。其后半个世纪，世界各国的科学家逐步搞清了麻黄素的化学结构，并进行了人工

合成。1923 年中国学者陈克恢 (K. K. Chen) 和美国学
者合作，开始研究包括麻黄在内的一些中药。他们也
从麻黄中分离出了麻黄素，并进一步研究了麻黄素的
药理作用，发现了其临床使用价值。作为 β 肾上腺素
受体激动剂，麻黄碱可用于预防和缓解支气管哮喘
发作，解除鼻黏膜充血和水肿，以及治疗低血压
等疾病。

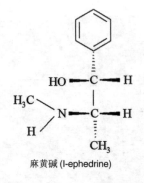

麻黄碱 (l-ephedrine)

○ 麻黄碱结构式

　　草麻黄是当前中国药用麻黄商品中的主流品种，
野生品产量大，商品覆盖面广，生物碱含量较高，质量较好。实验表明，在不同
基原的麻黄药材中，总生物碱的含量不同，麻黄碱类生物碱的类型亦有差异。草
麻黄和中麻黄中总生物碱的含量都较高，但草麻黄中以麻黄碱（ephedrine, E）为
主，伪麻黄碱（pseudoephedrine, PE）较少，而在中麻黄中，却以伪麻黄碱为主。

○ 两种麻黄的生物碱含量比较 (%)

中文名	学名	产地	麻黄碱 (E)	伪麻黄碱 (PE)	总生物碱	E/PE
草麻黄	*Ephedra sinica*	山西	0.773	0.312	1.382	2.478
中麻黄	*E. intermedia*	甘肃	0.203	1.163	1.564	0.175

[现代研究]

　　有研究认为，在中医临床应用的以麻黄为主的成方制剂中，若以发汗解表，
宣肺平喘为主要目的（如麻黄汤、麻杏石甘汤），当选用含麻黄碱为主的草麻黄；
而以解表化饮、疏散水湿（如小青龙汤），或疏风解表，泻热通便（如防风通圣
散）为主要目的时，当选用含伪麻黄碱为主的中麻黄。因为药理实验证实，伪麻
黄碱有明显的镇痛和抗炎作用。

　　麻黄素具有显著的中枢兴奋作用，属运动员比赛禁用药物。在美国，麻黄素

作为药品由美国食品和药物管理局 (FDA) 统一管理。美国曾流行用含麻黄或麻黄素的膳食补充剂 (food supplements) 控制体重或作为兴奋剂以提高运动成绩。2004年2月FDA宣布，禁止销售所有含麻黄、麻黄类生物碱的膳食补充剂。因为这些膳食补充剂的减肥效果不明确，反而升高血压，或造成对循环系统的刺激，进而可能诱发心脏病发作和中风。消息公布后，华人圈一片哗然，很多人以为中药麻黄在美国被禁用了。针对此情形，时任在美中医药专业学会理事长的李永明博士与FDA当局对话，使FDA当局注意到中医药的独特性，并将滥用膳食补充剂的行为与常规使用中医药区别对待，澄清该禁令"不适用于口服和外用的非处方类传统亚洲医药"。

古代很多医方书，如《金匮玉函经》《金匮要略方论》《注解伤寒论》均提到：用麻黄时要去节、水煮去沫。明代缪希雍《炮炙大法》提到："麻黄，陈久

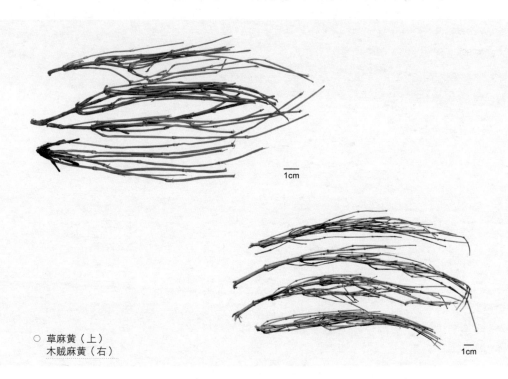

○ 草麻黄（上）
　木贼麻黄（右）

1cm

215

者良。去节并沫，若不尽，服之令人闷。"《医学衷中参西录》曰："盖以其所浮之沫发性过烈，去之所以使其性归平和也。麻黄带节发汗之力稍弱，去节则发汗之力较强。"现代麻黄使用多不去节，炮制以蜜炙为主。中医认为，麻黄蜜炙可缓和发汗力，增强止咳平喘作用。现代研究显示，麻黄蜜炙后总生物碱含量降低，有效成分麻黄碱和伪麻黄碱的含量也下降。

按照中医理论，麻黄并不是人人都适用的，表虚、阴虚或体质较差的人均不适合。

另外，草麻黄和中麻黄的根及根茎亦可入药，中药名为麻黄根。但是，麻黄根的功效为固表敛汗，使用时应予注意。

最后，回到开始的问题，我的回答是，麻黄与麻黄素在中西药物中各有自己的定位，应用各有千秋。麻黄作为中药使用，变化多端，奥妙无穷。

冬虫夏草

一物二身价如神

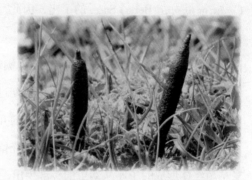

○ 冬虫夏草破土而出（陈虎彪提供）

　　2013 年 9 月，香港有线电视台播放了一套两集的纪录片《喜马拉雅大淘金》(Himalayan Gold Rush)，讲述的是一个尼泊尔村落的居民，每年冒着生命危险，攀山越岭走西藏，挖掘冬虫夏草的故事。香港有线电视台放映该片时，让我结合香港本地市场情况，加以补充解说。该片放映后引起了热烈的反响，使香港民众愈加关注冬虫夏草。

　　在香港市售的中药中，当属冬虫夏草的价格最引人注目了。普通等级冬虫夏草的价格现已飙升到每千克超过 20 万港币，计算下来每一根就要 150 元港币。药用植物学家肖培根教授曾给我讲过这样一段经历：20 世纪 60 年代初，他到西藏考察。那时无论用什么牌子的香烟，一包就可以换到 1000g 冬虫夏草。当地人还把冬虫夏草当作蔬菜与土豆一同炒食。他们哪里想得到，40 年后冬虫夏草的价钱上涨了成千上万倍。那么，这么昂贵的东西，身价何来呢？这里我就来谈谈有关冬虫夏草之奇、之珍、之贵、之神。

["奇" 在生长特性]

冬虫夏草之奇，是因其奇妙罕见的生长特性。

冬虫夏草从外形上看，是一种虫与草的结合体，虫是昆虫——蝙蝠蛾科虫草蝙蝠蛾 *Hepialus armoricanus* Oberthür 的幼虫体；草是真菌——麦角菌科冬虫夏草菌 *Cordyceps sinensis* (Berk.) Sacc. 的子座。因此，它就有了一个形象而贴切的名字——冬虫夏草，简称"虫草"。

夏天，在青藏高原的高山草甸之上，蝙蝠蛾翩翩起舞，撒下虫卵，孵出幼虫。冬天到来后，蝙蝠蛾幼虫蛰伏在土地里度过严寒。此时，其天敌冬虫夏草菌悄然向冬眠的幼虫袭来，侵入虫体，接下来的几个月里，虫体内的营养物逐渐被冬虫夏草菌滋生的菌丝消耗殆尽，最后虫死壳留。来年初夏，高原的积雪消融，冬虫夏草菌丝体形成的子座从幼虫的头部生出，形如长棒状，好像虫子长出了草。

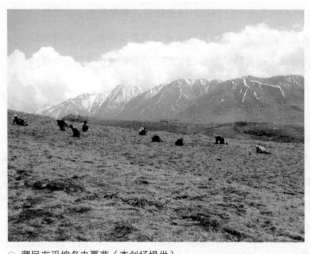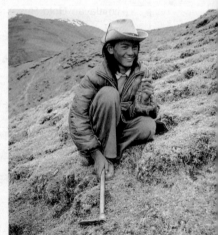

○ 藏民在采挖冬虫夏草（李剑扬提供）

218

中医对虫草的生长特性早有认识，如清代医家徐大椿（1693～1771年）在其所著《药性切用》中描述道："冬在土中，身活如老蚕，有毛能动。至夏则毛出土上，连身俱化为草。若不取，则至冬复化为虫。"

1843年，英国人 Miles Joseph Berkeley 对虫草进行了最初的记述；1878年，意大利植物学家、真菌学家 Sphaeri Sinesis Sacccardo 将其进行了新的植物学分类组合，并命名为冬虫夏草 *Cordyceps sinensis* (Berk.) Sacc. 其属名 Cordyceps 是囊状之意，因子座上嵌着无数可产生孢子的生殖体子囊；种名 sinensis 是来自中国的意思；最后的 (Berk.) Sacc. 是这两位外国研究命名冬虫夏草的学者姓氏的缩写。

在中国历史上，冬虫夏草还得到过其他名人的关注，清代著名志怪文学作家蒲松龄在他所著的《聊斋志异外集》中有诗曰："冬虫夏草名符实，变化生成一气通。一物竟能兼动植，世间物理信无穷。"中医常说，虫草是阴阳兼备之奇品。清代赵学敏在《本草纲目拾遗》中解释道："物之变化，必由阴阳相辅而成，阴静阳动，至理也。""夏草冬虫，乃感阴阳二气而生，夏至阴生，故静而为草，冬至阳生，故动而为虫"。这些说法的科学性另当别论，但传统中医的解释的确使小小的虫草名声大震。

["珍"在难以获得]

虫草多分布在3500～4500米之间的高海拔地带。2012年我曾到过藏区的一个虫草培植基地，感受到那里生态环境的严酷。当时虽是盛夏，但寒风刺骨，还时不时飘来漫天飞雪。虫草的颜色与周围的植被相似，体型细小。因此，采药人在采挖虫草时，往往要匍匐在地上寻找。近年来草场被破坏，生态环境改变，导致雪线上升，虫草蝙蝠蛾的数量锐减，天然冬虫夏草资源濒临灭绝。野生的冬虫夏草在1999年已经被列为国家二级重点保护的物种。

目前人工栽培冬虫夏草技术仍处于试验研究阶段，所以，市场上的虫草药材仍然是野生的。物以稀为贵，虫草药价飙升；同时，昂贵的价格刺激了人们的逐利心理，当地早已出现了竞争"虫草王"的比赛，现在又有尼泊尔人越境挖药的新闻。虫草陷入越挖越少、越少越挖的恶性循环。

["贵"在药用价值]

在中药悠久的临床应用历史中，可供普罗大众选用的，具有补肾益肺功效的常用中药有很多，虫草要算小字辈了。在中医的传统处方中，没有使用虫草的方剂。虫草的药用价值最早记载在藏医学著作中，后传入中原。唐代《月王药诊》中已有记述。藏医药研究者戈玛曲培的著作《甘露本草明镜》（1993 由西藏人民出版社出版）中说，冬虫夏草强身补肾，但在藏医中并不常用。

中医典籍中记载冬虫夏草的药名与功效，始见于清初吴仪洛的《本草从新》（1757 年），将其功效归纳为：补肺，益肾，止血，化痰。徐大椿的《药性切用》

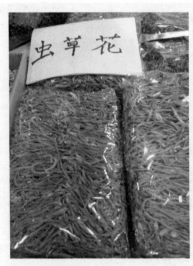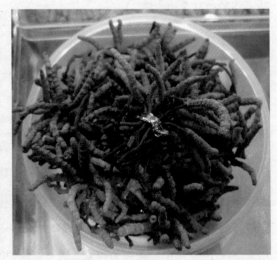

○ 人工发酵培植虫草菌丝体（俗称虫草花）（左）
　市售冬虫夏草（右）

卷一草部专列条目记述冬虫夏草："性味甘平，滋肾保肺，功专止血化痰，能已劳嗽。"虫草主治：肾虚腰痛，阳痿遗精；肺虚或肺肾两虚之久咳虚喘，劳嗽痰血；病后体虚不复，自汗畏寒等。现代临床应用中，将冬虫夏草用于肾功能衰竭、性功能低下、冠心病、心律失常、高脂血症、高血压、变态反应性鼻炎、乙型肝炎及更年期综合征等疾病的治疗。《中国药典》也收载了冬虫夏草。

一些药理研究报道称，冬虫夏草具有增强免疫作用，促进 T 淋巴细胞转化，促进巨噬细胞吞噬及增强人体对多种疾病抵抗力的功能；同时还可抑制结核杆菌、链球菌、葡萄球菌、肺炎球菌等病菌。

冬虫夏草中所含成分比较复杂，有效成分尚不十分明确，已知主要含有核苷类、固醇类、多糖类、氨基酸及多种微量元素等。《中国药典》采用高效液相色谱法测定冬虫夏草中腺苷（属核苷类）含量，规定不得少于万分之一。人们不禁会问：腺苷含量如此之低，是否为虫草的主要活性成分并反映其质量？的确，在冬虫夏草的化学、药理、质量控制方面还有许多未知数，需要进一步探索。

在这些研究尚无定论的情况下，夸大其药用价值如何宝贵是不可取的。

["神"在人为渲染]

冬虫夏草之"神"指的是，虫草这一来源于大自然的神赐之物，现在被一些人弄得神秘莫测。

虫草属 (*Cordyceps*) 真菌全世界约有 300 种，主要分布于爪哇、斯里兰卡、塔斯马尼亚岛、日本列岛、中国及澳洲等地。中国现已正式报道的虫草菌有三十多种。

中国不同地区存在着将来源于虫草属的多种真菌的虫草与正品药材混用的现象，主要混淆品有：亚香棒虫草 *Cordyceps hawkesii* Gray 、香棒虫草 *C. barnesii* Thwaites ex Berk. et Br. 、凉山虫草 *C. liangshanensis* Zang, Liu et Hu 、蛹虫草 *C. militaris* (L.) Link 等。

冬虫夏草疗效独特，资源匮乏，加上社会上的炒作，价格飞涨。不法之徒为了牟利不择手段，制造出了各种各样伪劣虫草商品，令消费者提心吊胆。为了澄清市场的混乱情况，保护患者的利益，中药研究人员已开展了对冬虫夏草与其常见混伪品鉴别方法的研究。应用现代科技手段，鉴别虫草的真伪已经成为可能，可谓魔高一尺，道高一丈。

[真伪鉴别]

为鉴别真伪，首先是要识别正品。正品药材由虫体与从虫体头部长出的真菌子座两个部分组成：虫体似蚕，长 3 ～ 5cm，表面深黄色至黄棕色，有 20 ～ 30 个环纹，头部棕红色；足 8 对，中间 4 对最明显；质脆，易折断，断面略平坦，有 V 字腔；子座深棕色至棕褐色，细长，圆柱形，一般比虫体长；表面有纵向皱纹，顶部稍膨大；气微腥，味微苦。根据我们的市场调查，冠以虫草之名者至少有 8 类不同的东西。简言之，可以分为混淆品与伪品两类。混淆品的植物部分多来自虫草属上述几种真菌。

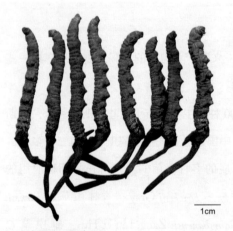 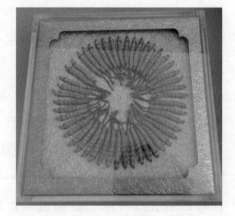

1cm

○ 冬虫夏草正品（左）
　伪品塑胶虫草（右）

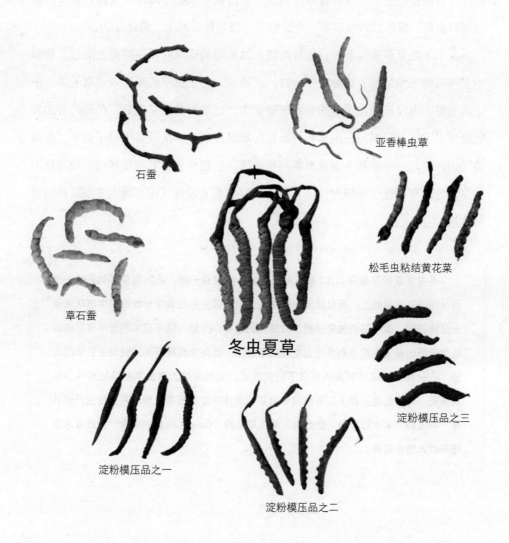

石蚕

亚香棒虫草

草石蚕

冬虫夏草

松毛虫粘结黄花菜

淀粉模压品之三

淀粉模压品之一

淀粉模压品之二

○ 冬虫夏草及其常见混淆品

伪品有的是来自唇形科植物地蚕、草石蚕干燥块茎等；有的是用面粉、玉米粉、石膏等模具加工制作的人造虫草。更有甚者，有人在虫草中掺加杂物，或用铅丝、竹签连接虫草，或将提取过的虫草用白矾水或铅水浸泡，或撒入铁粉，成为加料虫草。虽然加料虫草不完全是假货，但其性质恶劣，等同作伪。

由于冬虫夏草资源紧缺，价格畸高，其实际的临床应用受到很大限制，许多中青年医师恐怕都没有在处方中用过。应该说，对于虫草临床疗效观察的第一手记录有限，也没有经过系统的临床试验证实。目前对其化学成分、药理药效的实验研究更因试验材料——虫草药材昂贵而难以开展。本文题目中对于虫草"价如神"的评价，一方面指冬虫夏草的药用价值，包括疗效及其物质基础，尚有许多神秘之处，有待进一步研究；一方面也提醒消费者理性认识市场上冬虫夏草的价格神话。

冬虫夏草的正品在2010版《中国药典》中仅有一种。虽然虫草属的其他一些品种在研究的基础上，有可能成为代用品，但中国野生虫草生长地域的生态环境是十分脆弱的，滥采滥挖虫草加剧了对植被的破坏。另外，供不应求的后果有可能导致类似野山参灭绝的悲剧再次发生在虫草身上。当务之急是既要加强野生虫草的保护，在保障可持续性利用的前提下研究虫草；又要大力加强虫草的培植和代用品的研究。可喜的是，以人工发酵培植虫草菌丝体的技术已获成功，并大量生产供药用。中成药"金水宝胶囊"便是由发酵虫草菌粉（Cs-4）制成的胶囊，并已投入市场并载入国家药典。

菌类王国无冕王

灵芝

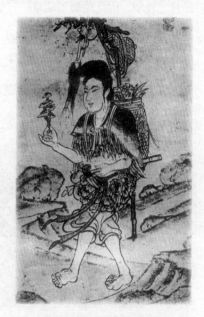

○ 神农手持灵芝（辽代彩绘）

在当今药品与保健品市场上，灵芝产品种类繁多，例如灵芝子实体、灵芝粉、灵芝菌丝、灵芝孢子粉、灵芝破壁孢子、灵芝孢子油等。其实，中国古代的医家对灵芝的应用并不多，认识也不深入。但是灵芝的知名度却非其他常用中药可比，其原因何在？这里我先谈谈灵芝的佳话，再以答疑的方式细说大家关心的几个问题。

[灵芝溯源]

中药灵芝是多孔菌科 (Polyporaceae) 灵芝属 (*Ganoderma*) 真菌。本属植物全世界有两百余种，分布于温带、亚热带及热带广大地区。中国有76种。2010版《中国药典》规定赤芝 *Ganoderma lucidum* (Leyss. ex Fr.) Karst. 和紫芝 *G. sinense* Zhao, Xu et Zhang 作为中药灵芝的植物基原，药用部位是其干燥子实体。

自古以来，灵芝给人的感觉是神圣的、高尚的。传说中的灵芝集天地之灵气，日月之精华，因此荣膺"瑞草""仙草"的头衔。"八仙过海"去蓬莱仙岛寻找的是灵芝；戏曲《白蛇传》中白娘子为救许仙的性命到天界去盗的仙草也是灵芝；民间年画老寿星旁梅花鹿口中所衔的瑞草同样还是灵芝。如此这般，中国历史上无数文字、口头传说都提到了灵芝，逐渐形成了中国的灵芝民俗文化。

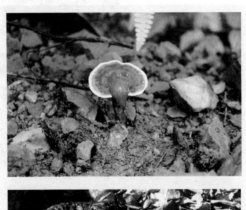

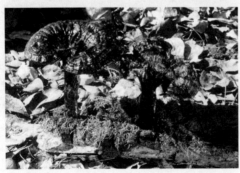

○ 赤芝（摄于武夷山）（上）
紫芝（摄于长白山）（下）

226

灵芝的子实体有柄，菌盖呈半圆形或圆形，外表光泽，仪态万千，古人以此为原型创制出了"祥云"的图样和 "如意"一类器物。灵芝成为吉祥的象征，也常用作护身符。灵芝与人参一样，历来都是朝廷贡品。

那么，灵芝入药的情形如何呢？古人很早就认识到灵芝具有药用价值。1974年山西应县佛宫寺木塔内发现了辽代彩绘神农，其手持的正是灵芝。灵芝始载于《神农本草经》，列为上品。中国从古至今的芝类药材来源混杂，主要以色泽区分为赤芝、黑芝、青芝、白芝、黄芝、紫芝6种。《神农本草经》曰："赤芝，主胸中结，益心气，补中，增智慧，不忘。久食，轻身不老，延年神仙。紫芝，主耳聋，利关节，保神，益精气，坚筋骨，好颜色。久服，轻身不老，延年。"但是，李时珍在《本草纲目》菜部卷之二十八——菜之五芝栭类的"集解"项下质疑："芝乃腐朽余气所生，正如人生瘤赘，而古今皆以为瑞草，又云服食可成仙，诚为迁谬。"

[答疑解惑]

中医理论认为，灵芝有安神，补气，止咳，平喘等功效，主治眩晕不眠、心悸气短、虚劳咳喘等证。药理研究表明，赤芝具有镇静、镇痛、止咳、祛痰、平喘、免疫调节和抗肿瘤等作用。现代临床还用于肿瘤、各型肝炎、冠心病、神经衰弱、年老虚弱、慢性气管炎、高脂血症、多发性肌炎等病的治疗。

当前保健食品行业发展快速。灵芝因药用历史悠久、药性平和而广受推崇，且其原料供应充足，因此灵芝相关产品数不胜数。在购买灵芝产品时消费者常有很多疑问，现就读者来信中常见的几个问题回答如下：

紫芝与赤芝是否相同？
是，二者为同一植物种，具有类似的药理作用，其化学成分也大致相同。

主要含三萜、甾体及多糖类化合物，但某些成分的含量有差异，例如紫芝中灵芝酸 B (ganoderic acid B) 含量甚微，而在赤芝中则含量较高。赤芝在野生及栽培品数量上较多，在质量控制方面研究较成熟，故较受推崇。

灵芝与云芝是否为一物？

不是。中药云芝为多孔菌科真菌彩绒革盖菌 *Coriolus versicolor* (L. ex Fr.) Quel. 的干燥子实体。其子实体一年生，菌盖单个呈扇形、半圆形或贝壳形，常数个叠生成覆瓦状或莲座状；表面由灰、褐、蓝、紫黑等颜色的菌丝构成多色的狭窄同心性环带。云芝主要生长在阔叶树的枯干上。世界各地森林中均有分布，也有栽培。目前对其抗癌活性的研究报道较多。

野生的灵芝一定好于栽培品吗？

不一定。我国古代很早已有人工栽培灵芝。现在技术已经相当成熟，多在温室和大棚栽培，并大量生产。常用的栽培方法有袋栽法、段木培养法和瓶栽法。

野生灵芝与栽培灵芝药效相近，但后者供应量和质量稳定。反之，野生的菌种受外界环境影响较大，质量不容易控制。市售灵芝孢子多来自栽培品种，因此容易掌握生长周期，便于收集。野生者是难以做到此点的。

灵芝是否越大越好？

不是。有人说见到过的特大灵芝，很可能是指一种同属植物树舌 *Ganoderm applanatum* (Pers. ex Wallr.) Pat.。其子实体多年生，无柄；菌盖半圆形，直径可达50 厘米以上，剖面扁半球形或扁平；表面灰色或褐色，有同心性环带及大小不等的瘤状突起，皮壳脆，边缘薄，圆钝。生于多种阔叶树的树干上，分布于中国各地，为世界广布种。民间用于消炎抗癌，主治咽喉炎、食管癌、鼻咽癌等。

灵芝是否越老越好？有千年灵芝吗？

千年灵芝只是一种传说，因为灵芝子实体是一年生的。质量最好的灵芝是子实体边缘淡黄色的生长线刚刚消退、尚未弹射出孢子者。灵芝成熟后，孢子粉从子实体背光的一面喷射出来。现在一般是先收集孢子粉，之后采集灵芝的子实体。用树段培养灵芝，接种后仅需要2个月左右就可以采收，第一批子实体采收后，不久可出现第二批芝体，可收芝2～3年。所以灵芝并非越老越好，灵芝不要说千年，不采的话，不到一年就剩下一个空壳了。

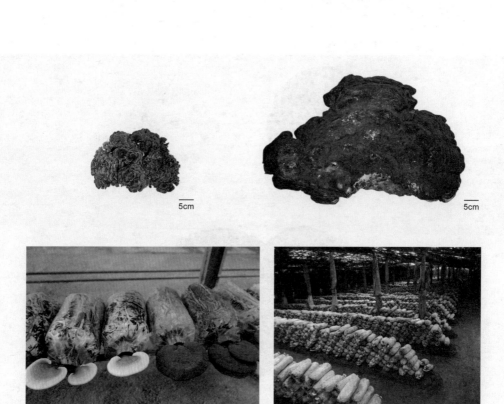

5cm

5cm

○ 云芝（左上）
　树舌（右上）
　大棚内栽培灵芝（下）

灵芝菌丝体是否可以替代灵芝？

目前尚不可。灵芝菌丝体是指通过灵芝菌种选育、接种入培养液中，在适宜的温度、酸碱度、碳源、氮源等条件下进行菌种发酵繁殖得到的菌丝体。灵芝菌丝体主要含有三萜类和多糖成分。灵芝属于《中国药典》收录的品种，但灵芝菌丝体未被《中国药典》收载。

灵芝中药材是赤芝或紫芝的子实体，而菌丝体与子实体是灵芝生长周期的不同阶段的构造，代谢产物可能不同，需经系统研究才能确定菌丝体可否作为灵芝中药材的代用品。

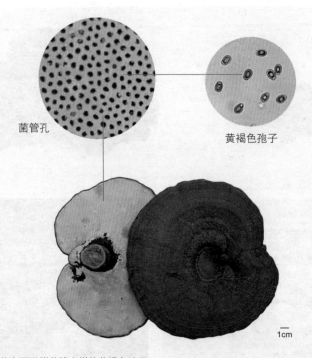

菌管孔

黄褐色孢子

1cm

○ 栽培的灵芝表面常附着粉尘样的黄褐色孢子

灵芝孢子（粉）与灵芝有何分别？

灵芝孢子粉非灵芝孢子粉碎而得，因孢子细小如粉，而常称为孢子粉而已。在管理类别上，内地生产与销售的灵芝孢子粉属于保健食品，不可代灵芝药用。在香港地区，保健品按中成药注册管理，但含有灵芝孢子的产品不能载有任何主治或医疗作用。

灵芝孢子与破壁灵芝孢子有何不同？

灵芝孢子是灵芝繁殖后代的雌雄配子，主要含三萜和甾体类成分。灵芝孢子的孢壁由几丁质和葡聚糖构成，其质地坚韧而且耐酸碱。故孢子进入肠胃后有效成分难于被人体吸收利用。要发挥灵芝孢子的功效，须打破灵芝孢子的孢壁，使有效成分易于提取出来或被人体吸收。

为何市场上一些灵芝药材的表面呈褐色，锈色斑斑，好似沾满五香粉、桂皮粉一样？

这是因为在采收时，栽培场用透气的布袋套在子实体上，孢子粉喷射出来后，往往堆积在子实体的表面。如在放大镜下观察灵芝的背面，可以看到很多小孔，如果孔隙较大，即为已经采集过孢子的子实体。

> 灵芝在菌类王国中光彩夺目。灵芝之所以受中国人喜爱，有药用的因素，也有文化的因素。灵芝孢子被带上太空进行科学实验后，人们对灵芝愈发关注。现今灵芝的栽培技术业已成熟，货源的供应无忧。应该进一步开展药理药效的系统研究，建立相关产品的质控标准，强化品牌意识，保障消费者利益与中医药信誉。

毫端方欲吐春霞

辛夷

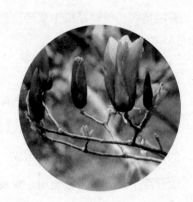

○ 紫玉兰

遇到春季里花粉症、过敏性鼻炎、伤风感冒盛行，是否有可选用的中药呢？

回答是，有。首当其选的是辛夷。辛夷，可以说是我最为熟悉的一味常用中药。在一次香港举办的河南周中医药展览会上，摆在展台上的南召辛夷首先映入我的眼帘，一下子把我带回了 20 年前在河南省伏牛山采药的日子。

与祖国的名山大川相比，伏牛山名气不大；但若谈到中药，提及产自这里的南召辛夷，那在中国可是首屈一指的了。我第一次到南召县调查辛夷，时值 1983 年春节前夕。小山村里，人们忙着杀猪宰牛，贴窗花、写对联，欢乐的气氛丝毫不亚于喧嚣的大都市。但给我留下最深印象的，却是都市难得一见的辛夷采摘盛景。辛夷药用花蕾，此时正是收获季节。因花蕾多生于幼枝顶端，采摘下来绝非易事。药农们先攀上较粗的树干，将拇指粗的绳索缠绕于十几米高的树冠上加固，然后再攀援而上，看上去不禁令人心悬。那穿梭于树梢间的身影，真好似唐代诗人李贺诗赞的"踏天磨刀割紫云"的端州石工，那情景至今历历在目。当地农民告诉我，每年收获辛夷时，都会有人跌伤。地上一篮篮的辛夷花蕾，饱含着药农们辛勤的汗水；山间一株株辛夷的幼苗，寄托着南召人对未来的希望。

［辛夷溯源］

辛夷为辛温解表的常用中药，来源于木兰科多种植物的花蕾，人们更熟悉的名字是木兰或玉兰。2010版《中国药典》中收录有望春花 (*Magnolia biondii* Pamp.)、玉兰 (*M. denudata* Desr.) 和武当玉兰 (*M. sprengeri* Pamp.) 三个品种。因药材形似毛笔，自古别称木笔。辛夷在《神农本草经》中，被列为上品，药用历史悠久。迄今发现的最早古医方《五十二病方》中曾两次提及此药。我在前文"字里行间学问大——纲目探微"中谈到了辛夷在《本草纲目》中记载的情况和我对辛夷的品种考证过程。

木兰属 (*Magnolia*) 植物全世界约有90种，分布于亚洲东南部温带及热带地区，印度东北部、马来群岛、日本、北美洲东南部、北美洲中部及小安的列斯群岛也有分布。中国有31种、1亚种。中国该属现已供药用者达24种。

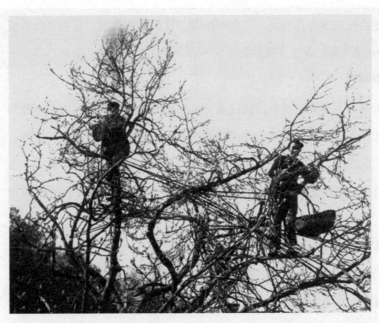

○ 20世纪80年代初药农在采摘辛夷

《日本药局方》（十六版）收载的辛夷品种还包括同属植物柳叶木兰 *M. salicifolia* Maxim. 和日本辛夷 *M. kobus* DC. 。

辛夷不仅可以入药，而且作为名贵花卉亦享有盛誉。无论在屈原的《楚辞》中，抑或在杜甫、白居易的诗文中，均可见到赞美它的文句。"紫粉笔含尖火焰，红胭脂染小莲花。芳情乡思知多少，恼得山僧悔出家"。大诗人白居易诙谐幽默、惟肖惟妙地道出了辛夷的多姿迷人、高雅芳香。辛夷集观赏与药用于一身，赢得了世人的钟爱，自古以来，人们栽培它、研究它。中国宋代的《全芳备祖》被称为世界上最早的植物学辞典，其中已列有辛夷条目。明代绘图类著作代表《三才图绘》中还详细记载了辛夷的嫁接情况。见证北京历史的潭柘寺前两株玉兰老树，为千年古刹增辉；颐和园乐寿堂庭院内的玉兰花更是独享尊贵二百多年。

［现代研究］

辛夷的主要活性成分为挥发油，还含木脂素、黄酮、生物碱、萜类等化学成分。2010版《中国药典》规定辛夷的挥发油不得少于 1.0 %，木兰脂素不得少于 0.4%，以控制其质量。

药理研究表明，辛夷具有抗炎，抗过敏，抗病原微生物，局部收敛，刺激和麻醉等多种药理活性。近年的临床实践进一步证明，辛夷治疗鼻炎有独特疗效。不但对浅表性、肥厚性、过敏性和萎缩性鼻炎有效，而且对副鼻窦炎（鼻渊）也有明显疗效。特别是长期使用也不会产生如麻黄素、鼻眼净等带来的药物性鼻炎的副作用。

辛夷挥发油含量高，除作为药用外还可作为香精的原料，有抗炎和抗菌作用，可开发为独特的化妆品香精、食品香精或天然防腐剂。进行辛夷和同属植物新的药用资源的开发研究有着实际意义和广阔前景。

[我与辛夷]

1972 年，湖南长沙马王堆一号汉墓被发现，出土的文物甚为丰富，包括保存完好的女尸、彩绘帛画、纺织品、漆器、农产品、药物、动物和木质器物等，轰动了世界。出土的药物是迄今发现的年代最久远的药材实物。其中已鉴定出的有9种，辛夷位列其中，其基原为玉兰 (*Magnolia denudata* Desr.)。马王堆出土的部分药物标本保存在中国中医科学院，我在那里学习和工作期间有幸对其进行研究。

说来我自幼也是鼻炎患者。记得上高中的时候，因疾患难熬，我曾经到北京一家医院预约了手术治疗。医生一句"手术后有可能重犯"的忠告，使我临阵脱逃，免遭皮肉之苦。幸运的是，后来我认识了辛夷。试用了蒸气熏鼻法治疗，加上坚持锻炼，我鼻炎已近 20 年不再犯了。这种方法将物理与化学的治疗方法结合在一起，有些类似美国流行的洗鼻法。操作很简单：取辛夷 3 ～ 5 朵，将外层苞片剥去，放入保温杯中，用开水沏开。将鼻内脓涕擤尽后，深深吸入热蒸汽，使辛夷的挥发性成分得以透过黏膜吸收，同时还能促进局部血液循环。每次治疗

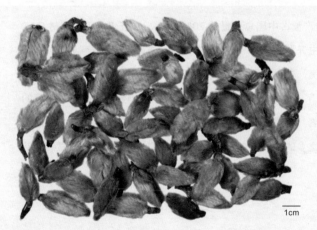
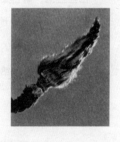

○ 辛夷药材（左）
马王堆汉墓出土的辛夷（长沙马王堆一号汉墓出土动植物标本的研究，文物出版社，1978 年）（右）

10 分钟左右，每日数次。使用此法，可同时煎服辛夷、苍耳子、鸭跖草、白芷、野菊花等。若用新鲜药材，疗效更佳。

2002 年 4 月，阔别南召县 20 年后，我再次回到那里。我欣喜地看到，当年的辛夷幼苗已成材，而且种植面积扩大了许多。2012 年 2 月，我去湖北省武汉参加学术会议，见到罗田县的老朋友们，他们感谢我用该县的名称命名这个新种，同时告诉我，他们后来又找到了罗田玉兰的新分布区，并拓展了栽培面积，欢迎我再去看一看。

当年，为开发辛夷的资源，澄清历史上的混乱，我曾前后用了 4 个月，走遍大江南北辛夷的产区。辛夷引发了我对中药事业的热爱与科研的灵感。在研究辛夷的同时，我学会了查阅中医药古籍，将在课堂上学习的植物分类学、生药学知识运用于实践，开始进行科研实验的设计。我结织了不少前辈、同行，还有幸在鄂、豫、皖交界的大别山区，发现了药用辛夷的一个新种罗田玉兰 *Magnolia pilocarpa* Z. Z. Zhao et Z. W. Xie。此新种已被收入《中国植物志》，扩大了祖国的药用资源。

现在，南召辛夷的产量占中国总产量的 70% 以上，并且建成了中药材 GAP 的生产基地。以辛夷为主开发的系列产品，如辛夷油、辛夷浸膏、抗感冲剂、香水已经上市。南召人爱辛夷，辛夷也是当地人的"摇钱树"。在文首提到的香港的展览会上，我意外地发现了一件小小的艺术品，作者将辛夷倒置，上覆一片薄薄的木通，酷似顽皮的孙行者，可谓独具匠心之作。"谁信花中原有笔，毫端方欲吐春霞"，改革开放给辛夷之乡的农民带来的生活前景，正似一树树盛开的玉兰花，芬芳烂漫。

不知花是此船身

厚朴

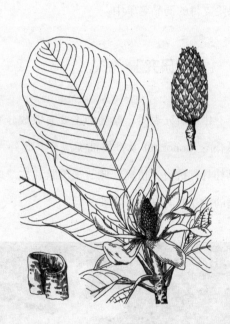

厚朴其实与辛夷同为一家，均来源于木兰科木兰属植物，厚朴见于《神农本草经》，被列为中品。

[厚朴溯源]

厚朴药用树皮，包括根皮、干皮和枝皮。2010版《中国药典》规定的正品厚朴来源于厚朴（*Magnolia officinalis* Rehd. et Wils.）与凹叶厚朴（*M. officinalis* Rehd. et Wils. var. *biloba* Rehd. et Wils）。中医认为，厚朴具有燥湿消痰，下气除满的功效。在张仲景的《伤寒论》中，厚朴大派用场。

厚朴不但在中国广为人知，《日本药局方》也收载有厚朴，但其来源为同属不同种的植物和厚朴 (*M. obovata* Thunb.)，该种是日本的本土植物，在临床上与中国厚朴等同入药，以其为主组成的柴朴汤、半夏厚朴汤等被列入了日本国民健康保险支付的药品名单中。

[现代研究]

化学研究表明，厚朴的主要有效成分有木脂素类，如厚朴酚 (magnolol)、和厚朴酚 (honokiol) 及挥发油类成分。此外，还有生物碱类成分。药理研究表明，厚朴具有抗炎，镇痛，调节平滑肌和抗溃疡的作用。另据报道，厚朴在帕金森氏病的治疗方面也很有前景。

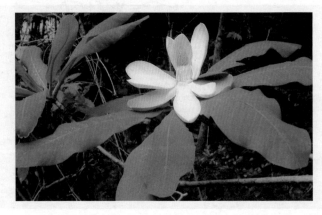

○ 厚朴花

厚朴一身是宝，除了皮能入药之外，那娇艳的花朵也有独到功效，可宽中，理气，化湿，常用于胸脘痞闷胀满，纳谷不香等症的治疗。现化研究发现，其有降血压，松弛肌肉，抗菌和抗溃疡的作用。入夏之后，在香港的街市上常可见到厚朴花；厚朴花还是凉茶不可或缺的原料，并进入了卫生部"可用于保健食品的物品名单"。

唐代大诗人元稹有首诗写道："洞庭波冷晓侵云，日日征帆送远人。几度木兰舟上望，不知元是此花身。"此诗说的是木兰属植物的木材能用来造船。因厚朴与辛夷同为木兰属的植物，厚朴类植株高大，所以我推测这里的木兰当指厚朴。厚朴木材坚硬细腻，还可雕琢，日本人喜欢穿的木屐也多是以此为材料制成的。到过日本的朋友一定吃过厚朴酱吧，您看，厚朴的叶子也用起来了。

［正品鉴别］

厚朴生长期长，一般要到 20 年以上才可成材。前些年因政策失当，以致乱砍乱伐厚朴的情况严重，现直径在 50cm 的大树几乎见不到了。厚朴资源现已极度匮乏，因此，厚朴长期以来供不应求，随之而来的便是伪品充斥于市。约十年前，我曾进行过一次市场考察，发现市售以厚朴为名者，来源于 6 科四十多种植

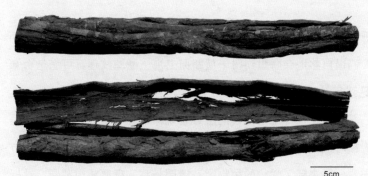

5cm   ○ 厚朴药材（根皮）

物。现不少地区已将厚朴的栽培列为重点项目，如四川已建立了厚朴的规范化种植基地，并初见成效。

厚朴品种混乱也有历史原因。早在中国唐代，高僧鉴真东渡日本时，随身带去的60种常用中药中就有厚朴。1987年，我曾在显微镜下对其中的"厚朴"进行了初步鉴别，发现其来源并非木兰属植物的树皮。多年之后日本教授告知，根据最新研究结果，正仓院所藏厚朴为胡桃科黄杞属植物。这说明，厚朴的混乱自古有之，并传到了海外。

那么正品厚朴的鉴别有哪些要点呢？"紫油""星点"应当是优质厚朴的两大特征。前者指树皮内表面纹理细密，中药界行内称作肉细，呈棕紫色，划之有油痕。后者指树皮内表面或断面有发亮的结晶状物，这是树皮所含酚类成分析出的结晶，不是霉点。

目前常见的厚朴代用品有两种。第一种是"姜朴"，它与《中国药典》记载的、用姜汁炮制过的姜厚朴完全不同，是武当玉兰的树皮，略带辛辣姜味，是四川地区厚朴的习惯用药。另一种药名为"滇缅厚朴"，原植物为大叶厚朴，主产缅甸，经云南输入。药材树皮较厚，虽含生物碱，但酚类成分远远不足，难以看到星点。因此，判断厚朴的质量简单以树皮的薄厚作指标是不够的。

［树皮年轮］

谈到厚朴的研究，我还想告诉您一个有趣的发现，那就是"树皮年轮"。

谈起年轮，人们很自然地会联想到树干横断面上那一圈圈纹理。可您是否知道树皮中也可以见到年轮呢？1987年，我在日本留学时，做厚朴枝条动态解剖学研究时观察到，厚朴树皮中纤维束环带的层数有规律地逐年增加。我想，这是不是与其生长年限相对应呢？我在研究室报告会上提出假设后，立即引起了日方教授的兴趣。他与我一同来到了学校的植物园，请园长将一棵厚朴树截断。教授

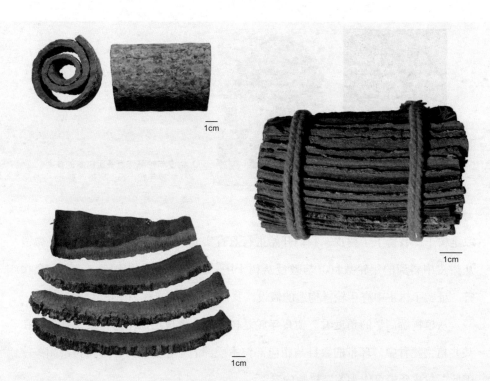

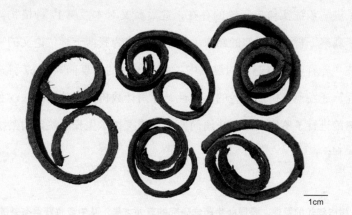

○ "简朴"（左上）
　厚朴饮片（左中）
　长条形薄片（右上）
　卷筒状，双卷筒状（下）

241

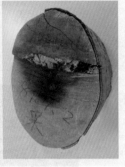

○ 树皮年轮可作为鉴定树龄的参考
（树皮年轮，左；树桩，右）

取走树干，我留下了树皮，我们开始进行双盲实验。几天之后，我把利用显微镜从树皮中得到的年轮数目，与教授从树干中得到的年轮数相比较，二者完全相符，证实了树皮中有年轮样构造的假设。我们将这种构造称为树皮年轮。

从植物解剖学的角度看，树皮年轮是树皮中由形成层产生的纤维束环带。在某些植物物种中，环带的数目与相应部位木质部的年轮数相关，即与树龄相关。因此，树皮年轮可作为鉴定树龄的参考。

为了进一步证实树皮年轮的存在，此后我又对木兰属 17 种植物、141 个样品进行了观察，得到了类似的结果。此项研究成为我博士学位论文的一部分。在探索树皮年轮存在的普遍性的过程中，我和国内的同事们共对 67 科 200 种植物进行研究，还发现了树皮年轮的多样性。应用计数树皮年轮的方法，我还对部分古树的树龄进行了鉴定。这一快速简便、不损害树木生长的鉴定树龄法，已获得了国家专利。

> 树皮年轮的发现，是厚朴生药学研究的意外之果，从中我也获得有益的提示：中医药研究是一门涉及众多学科领域的学问，跨学科的研究对中医药和相关学科的发展大有裨益。

玉乳冰峰映花白

雪莲

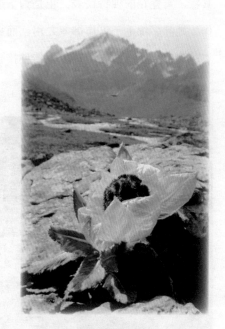

○ 雪莲花，摄于天山海拔 3500 米处

随着藏药、维药相继走下雪山，进入闹市，雪莲愈来愈受到市民的青睐。

［雪莲溯源］

天山雪莲花又名雪荷花，原植物为菊科多年生草本植物 *Saussurea involucrata* (Kar. et Kir.) Sch.-Bip.，因生于高山积雪之中，形似莲花而得名。20 世纪 80 年代，我曾于新疆天山海拔 3500 米的雪线附近，采集到这种植物。那时是盛夏，天山脚下虽是烈日炎炎，但在天山的腰际，仍是寒气袭人，冰水刺骨。在生命几乎绝迹的雪线附近，从初融的皑皑白雪之下，绽露出的一朵朵雪莲花，显得格外夺目。

雪莲花素有"雪山花王"之称，是唯一能够在雪线上生长的大型草本植物。其实，雪莲花的独特仪表，正是为了适应高寒环境而生，是大自然造化而成的杰作。她叶多绵毛，可作御寒之用，而那大型的总苞片让她犹如穿上了一件防风外衣，确保在寒冷的高山环境中传种接代。人们在欣赏雪莲花那美妙风韵的同时，

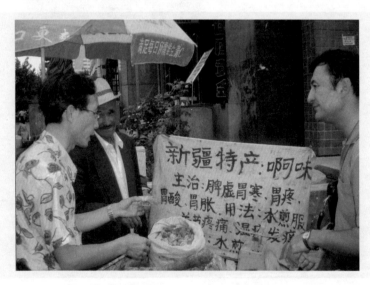

○ 在新疆药材市场

更敬佩她那刚毅的性格，任凭天寒地冻，狂风骤雪，她都能茁壮地成长。

雪莲花为藏医及维医学常用药物，在著名的藏医药文献《晶珠本草》中有"雪莲花生长在雪山雪线附近的碎石地带"的记载。清代赵学敏在他的《本草纲目拾遗》一书中谓："雪莲花产伊犁西北及金川等处大寒之地，积雪春夏不散，雪中有草，类荷花，独茎亭亭，雪间可爱。"又曰："其地有天山，冬夏积雪，雪中有莲，性大热，能补阴益阳，浸酒则色微红，彼处人服之，为助阳要药。"

《新疆中草药》一书记载："雪莲花味微苦，性热，有毒。"雪莲花主要功能为温肾壮阳，调经止血。主治阳痿、腰膝酸软、女子带下、月经不调、风湿痹证、外伤出血等。民间尚有将雪莲与冬虫夏草合用，泡酒，以治疗阳痿。

[现代研究]

雪莲花含黄酮类、糖类、萜类及其衍生物、生物碱类及香豆素类等化合物。现代药理学研究表明：雪莲花具有抗炎、镇痛等作用。雪莲花提取物对大鼠由甲醛或蛋清液引起的关节急性炎症有显著的抑制作用，其中乙醇提取物的作用与水杨酸钠相似。雪莲总生物碱和雪莲乙醇提取物均可降低家兔皮肤血管的通透性，该作用也可能与抗炎效应有关。动物实验还证明，雪莲花具有中止妊娠，兴奋子宫，降低血压等作用。

雪莲花的家族中，有众多的姊妹，都归属于菊科风毛菊属 (*Saussurea*)，如绵头雪莲花、鼠曲雪莲花、三指雪莲花、槲叶雪莲花等。其中属天山雪莲最为艳丽。其茎直立，高 20～25cm，叶簇生如莲座状，6～7 月开花，花冠紫色，白色的总苞片宛似莲花瓣。

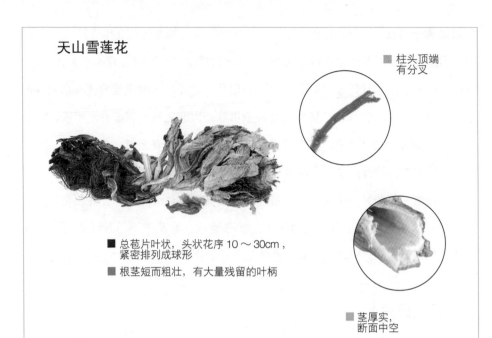

天山雪莲花

■ 柱头顶端
有分叉

■ 总苞片叶状，头状花序 10～30cm，
紧密排列成球形

■ 根茎短而粗壮，有大量残留的叶柄

■ 茎厚实，
断面中空

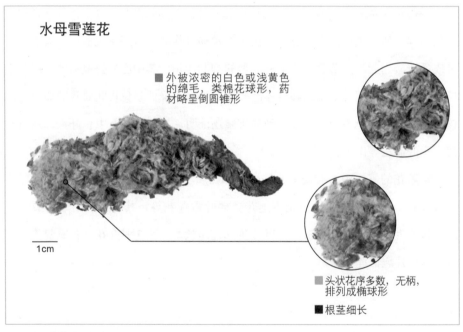

水母雪莲花

■ 外被浓密的白色或浅黄色
的绵毛，类棉花球形，药
材略呈倒圆锥形

1cm

■ 头状花序多数，无柄，
排列成椭球形

■ 根茎细长

○ 天山雪莲花（上）
水母雪莲花（下）

[真伪鉴别]

目前香港市场常见的雪莲花主要有两种：天山雪莲花和水母雪莲花 *Saussurea medusa* Maxim.，两者药材的主要区别点如下。

天山雪莲花：总苞片叶状；头状花序 10 ～ 30cm，紧密排列成球形；柱头顶端有分叉；根茎短而粗壮，有大量残留的叶柄；茎厚实，断面中空。

水母雪莲花：外被浓密的白色或浅黄色的绵毛，类棉花球形，药材略呈倒圆锥形；头状花序多数，无柄，排列成椭球形；根茎细长。

天山雪莲花主要分布在新疆，又称为新疆雪莲花，新疆民间常用其治疗风湿性关节炎。水母雪莲花则主要分布在西藏，亦被称为西藏雪莲花，其功效为温肾壮阳，调经止血。上述两种植物，均为民族传统用药，功效有别，有待进一步深入研究。

有消费者旅游时到内地曾购买到所谓"雪莲花"，拿给我看。我发现原来是毛茛科植物侧金盏花 *Adonis amurensis* Regel et Radde 的全草；另外，市场上还有将报春花科植物苣叶报春花 *Primula sonchifolia* Franch. 当作"红雪莲"出售的。上述植物来源及功效与正品雪莲花相去甚远，应注意甄别。市场上的混淆品时有出现，认清正品才是关键。

雪莲花是一种很有开发价值的药物，但由于近年过度开采，已导致其资源逐渐匮乏，目前被国家列为二级濒危植物。因此，加大力度保护野生雪莲花资源，开展雪莲花的人工培育工作迫在眉睫。

端午时节话医草

艾叶

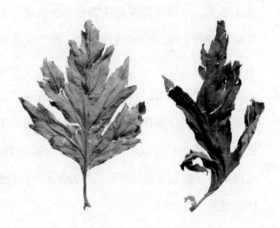

○ 艾叶

2009 年初夏，H_1N_1 流感的出现使全球笼罩在一片恐慌之中，电视与报刊中不时出现百年前"西班牙流感"导致全世界 2200 万人死亡的恐怖画面，令人不寒而栗。人们似乎又要重温 2003 年 SARS 的噩梦。在这个季节，特别是这种与季节有关的流行病的抬头让我想到我们中华民族千百年来用来预防瘟疫的一味中药——艾叶。

[艾"治未病"]

历史上，东西方几大文明并起。在经历了一次次战争和瘟疫的炼狱之后，一些文明古国和民族渐渐消亡了，而中华民族并没有被毁灭，且越来越繁盛。可以说，在中华民族抵御疾病逐渐成长为世界上第一人口大国的漫长岁月中，中医药功不可没。

中医传统强调"治未病"。每到清明时节，客家人习惯采集鲜嫩的艾草做成"艾糍"，服之以避邪，据说可长年百病不侵。艾之原植物从不生虫，这也使古人赋予艾神圣不可侵犯，甚至能"除毒气辟邪"的威名。用现代话讲，就是预防瘟疫。根据蕲春艾叶的研究专家梅全喜教授介绍，史载每逢瘟疫之年，都是艾叶丰产之季，这是大自然赐予人类抵御病邪的武器，可谓天赐良药。

中国自古民间就有五月初五，挂艾叶、悬菖蒲、洒雄黄的习俗，有些地区新生儿还要用艾叶洗澡，这些习俗一直流传至今。在湖北蕲春，家家户户挂着艾叶，洗艾浴就像吃饭一样平常。另外，端午时节，正值春夏之交，容易发生流行病。洗艾浴不但可以洁净身体，而且艾叶通过加热，挥发油成分挥发到空气中，以杀菌消毒，洁净空气，达到预防疾病的作用。

中华民族这些强身健体的方式简便易行，其代代相传，从而在中国形成了一种独特的习俗、文化。

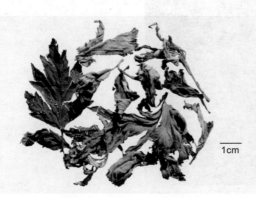

1cm

○ 艾叶

[艾为"医草"]

艾，也称医草、黄草、艾蒿，是菊科植物蒿属艾及其近缘种的统称。8～10月开花，10～11月结果。艾入药的部分，是它的叶片，因此，药材名为艾叶。

艾叶在中国民间的应用极为广泛。中国人对艾并不陌生，《诗经》里面就提到艾。艾叶是中国劳动人民使用较早的植物，《诗经》中"王风·采葛"条载："彼采艾兮，一日不见，如三岁兮。"

自古以来，艾叶就是一种常用的中药，它用于治病，已有三千多年历史。在长沙马王堆汉墓发现的《五十二病方》中，就记载着艾叶的疗效与用法。东汉张仲景的《金匮要略》中也有两个用到艾叶的处方：胶艾汤与柏叶汤，前者用于养血调经，后者用于吐血不止。

艾叶在李时珍的《本草纲目》中是载入复方较多的药物，有50条，而甘草有37条、黄芪14条、柴胡仅6条，可见艾叶在古代就是一种极其常用的中药。

李时珍把艾叶的附方按照应用分类，分别治疗妇科疾病、出血性疾病、消化系统疾病、中风癫痫类疾病、伤寒类疾病、皮外科疾病这七大类。由此可见，艾叶的应用范围是相当广泛的。

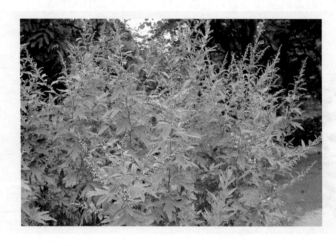

○ 艾原植物

在现代中医临床，艾叶用于虚寒性出血，尤宜于崩漏；下焦虚寒或寒客胞宫所致的月经不调、痛经、宫冷不孕、胎漏下血、胎动不安；寒性咳喘。现代临床还用于肝炎、肝硬化、慢性气管炎等病的治疗。目前还研制出各种剂型，如胶囊剂、片剂、油剂、环糊精包合物、浴剂、酊剂、滴丸剂等，还有微型灸，广泛用于临床，并向保健、美容等方面扩展。而适应现代人需求的无味、无烟型艾绒也在研制中。

在临床研究方面，有大量的资料证明，艾叶对于治疗皮肤病、妇科病等有效。现代化学研究表明，艾主要含挥发油类、黄酮类和萜类成分。药理研究表明，艾具有凝血止血，平喘止咳，抗菌等作用。

［独特的艾灸］

谈到艾叶，不能不提到针灸，因艾叶最早用途是灸。艾，曾是一种引火工具，因艾绒的燃点相对较低，很容易引起火苗。在以火灸病的早期，人们自然而然就会想到用艾火来治病。

针灸一词，实际上指的是两种治疗方法。一个是针法，英文是 Acupuncture；另一个是灸法，英文是 Moxibustion。如果从 1972 年尼克松总统访华，针灸传到美国主流社会算起，这两个英文词被国际社会所认知已有四十余年。在互联网搜索网站 google 上，把 Acupuncture 作为关键字输进去，有 8000 万词条出现，但如果把 Moxibustion 输进去的话，只有 300 万个词条，两者相差 25 倍多，显示人们对于针法的了解，远远多于灸法。

孙思邈曰："只针不药、只药不针、只针不灸、只灸不针皆非良医。"他倡导"蒸脐"疗法，在神阙穴温灸，治久病沉疴，内病外治，简便实用。

中医认为，气是人体功能运行的根本，艾灸能通十二经气血，能回垂绝之元阳，治百病，灸法还能通过热量刺激穴位，舒筋活络。如果用现代科学对化学成分的认知解释，艾叶当中的挥发油等有效成分，在加热的情况下，能更好地被皮肤吸收，治病健身。

中国南方的一些地区，如香港，湿度较大，民众习以各种方法排除体内湿毒。经过先人们的长期生活实践证明，用艾进行灸疗，并辅以针刺穴位，对于祛毒除湿颇有一定疗效。

针灸这样一个合成词说明了针与灸二者密不可分。但是灸法的使用即便在中国也有减少的趋势。究其原因，多在于艾叶燃烧会产生烟雾和气味。一位在美国从业的中医朋友给我讲过一个真实故事。一日，他正在用灸法给患者治病，楼下突然间警铃大作，几辆消防车风驰电掣而至，原来是屋内的烟雾触发了大厦的烟雾探测器。他还告诉我，在美国曾遇到过有人把点燃艾条误会为吸大麻毒品。看来，文化与医药背景的差异，对于艾灸走出国门，也是一大障碍。

目前在美国绝大多数中医诊所只针不灸，但在日本，是很喜欢灸法的，并针对传统艾灸烟雾大的弊处进行了改良。近几年，我看到过日本制作的无烟或少烟的艾灸，用起来非常方便，很受医患欢迎。

[道地蕲艾]

蒿属植物有三百五十多种，是一个在全球范围内广泛分布的庞大家族。安徽、湖北、河北、河南、山东等地都是艾的产区。但公认药用价值最高、药效最好、可享道地药材之誉的唯有产于湖北蕲春地区的艾叶，称为蕲艾。

使蕲州艾叶扬名，并将其命名为蕲艾的，是李言闻、李时珍父子。李氏两父子世居蕲州行医。相传他们多次上麒麟山采集艾叶进行研究。李言闻曾著有《蕲艾传》，它在书中称赞蕲艾"产于山阳，采以端午，治病灸疾，功非小补"。李时珍在《本草纲目》中称："自成化（明宪宗年号 1465 ～ 1487 年）以来，则以蕲州者为胜。"于是，蕲州作为艾叶道地药材的定位，正式得到了确定。明代成化年间，正是李时珍父亲生活的年代。湖北蕲春地区土壤肥沃，北倚大别山，南临长江，阳光充足，雨量充沛，四季分明，还有着丰富的湖区资源。骄阳和温湿的环境让艾苗壮成长。500年来，蕲艾一直运用于临床，至今长盛不衰。

蕲艾除气味芳香之外，还具有易燃，不起火焰，不落灰，不易引起烫伤的优点。而价廉质次之物仅仅起到加温效果，难以达到预期疗效，严重影响着中医的信誉。难怪不少针灸师谈到灸法便摇头，说艾叶没有用呢。

一次到内地中医院考察时，熏蒸治疗室中"艾叶"的异味引起了我的注意。将该处所用的艾绒与蕲艾进行性状鉴定与显微分析对照后我发现，那一种艾绒是蒿属植物的混杂品。

艾叶在名称与品种上自古就出现了混淆。艾叶之名在本草书中的正式出现，是在南北朝问世的《名医别录》中，位列中品。此后，中国历代本草中多有收录。可是，为何这样常用的中药，在著名的《神农本草经》中没有提及呢？根据梅全喜教授的考证，在《神农本草经》中艾是以"白蒿"之名入药的。

2010版《中国药典》收载菊科植物艾 *Artemisia argyi* Lévl. et Vant 作为中药艾叶的法定原植物来源种。林有润研究员经过植物分类学研究认为，蕲艾为艾的栽培品种 *Artemisia argyi* Lévl. et Vant. cv. qiai。其主要鉴别特征为：植株高大，

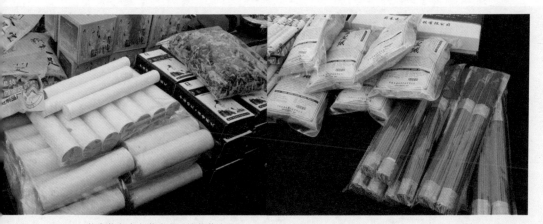

○ 蕲春药交会上琳琅满目的蕲艾产品

高 1.5 ～ 2.5m，有浓烈香气；叶厚纸质，被毛密而厚，中部叶羽状浅裂，上部叶通常不分裂。我与好友余医师曾做过一个小实验，将两种艾绒在左右足三里交替施灸对照，结果发现两者的穿透力及药效差别很大。

另经调查我发现，如今市场上商品艾叶的原植物除蕲艾外，还有同属多种植物的叶使用或混用，如朝鲜艾、宽叶山蒿、野艾、蒙古蒿、红足蒿、五月蒿等。实际上，在香港市场上是见不到蕲艾的，可以找到的是蒿属的另一种植物——五月艾。在显微镜下，通过非腺毛的形状，可以区别蕲艾和五月艾。这是一个主要的鉴别特征。

[艾的加工]

艾叶的采收与加工是十分讲究的。端午时节正是艾枝繁叶茂之时，适宜采收艾叶。但新鲜的艾叶含挥发油较多，点燃后火力过强，不宜灸用。正如《本草纲目》记载："凡用艾叶，须用陈久者。若生艾灸火，则伤人肌脉。"通常，须将艾叶晒干后去除枝梗，捣成细绒。中医认为，存放数年后的艾叶，火力温和，穿

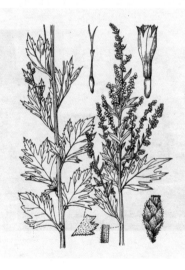

○ 艾的原植物墨线图（刘素娟绘）

透力强，直透肌肤，古人形容为"力可穿酒瓮"，进而达到理气血，逐寒湿，通经络的效果。孟子说"犹七年之病，求三年之艾"，指的是治痼疾需用陈艾，大概就是这个原因。

艾叶经过炮制，可以改变药性和减弱临床副作用，提高临床疗效。根据炮制方法不同，炮制品可分为醋艾叶、艾叶炭、醋艾叶炭。生艾叶水提物灌胃能缩短小鼠的凝血时间，醋艾叶炭、艾叶炭、煅艾叶炭水提物灌胃均能缩短小鼠断尾的出血时间和凝血时间。醋艾叶炭水提物灌胃对热板和醋酸所致的小鼠疼痛还有明显的镇痛作用。这与中医理论认为艾叶具有温经止血，散寒止痛等功效的认识相一致。

［与艾结缘］

我在跟随谢宗万教授攻读硕士研究生时，谢老正在编著《中药材品种论述》，同办公室的刘素娟老师为谢老的著作配图。身为徐悲鸿大师末班弟子的刘老师在那非常的年代，远离可能会涉及政治的人物画像，改画植物科学画。她创作的众多植物墨线图，自然流畅，独具特色，其中一幅艾叶墨线图，我十分喜欢，珍藏至今。从那时起，我就有了到李时珍的故乡蕲春看看蕲艾的愿望。

过去 30 年间，我前后三次到访蕲州，站在印有李时珍足迹的雨湖之畔，我为"石蕴玉而山辉，水含珠而川媚"的胜景所陶醉，心似波涌，思绪万千。我因李时珍而知蕲州，因蕲州而识蕲艾，对艾草这味药有着一份特殊的感情。

> 艾，在春风中焕发生机。农历五月，嫩绿的艾叶为人们沐浴防疫后，便褪下了绿色的衣裳。艾，用她仅仅几个月的年轻生命，迎接数年的沉寂，积蓄力量。艾，用她的芬芳，浸润着人们的肌体，最终燃烧化烟、零落尘泥。艾，千百年伴随着中国人的生活，中国人对艾的热爱绵长久远；中国人对艾的研究，方兴未艾。

毒剧效奇是非多

附子

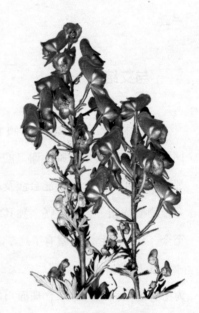

○ 乌头（徐克学提供）

1999 年，香港中医药管理委员会将 31 种有较强毒性的中药单列成表公布于众，生附子、生川乌名列其中。据有关文献报道，过去 20 年间，中国大陆先后发生了近 5000 宗与乌头、附子有关的中药中毒事件。一则来自香港卫生署的统计也表明，香港每年均有乌头、附子中毒事件发生。

[附子溯源]

民众中不少人都知道乌头、附子有剧毒，因乌附二者药性峻猛，用之不当，致祸甚速。实际上，乌头、附子在中医临床被誉为"治病良将"。临床上有持谨慎态度者终生行医不碰乌头、附子，但也有中医师每日处方离不开乌头、附子。医圣张仲景可称善用附子第一人，在《伤寒论》113 方中，有附子者，多达 21 方。附子性热，每逢冬季，附子炖羊肉还是虚寒证老人的优良补品呢。

如若评述乌头、附子的功与过，可能还得要先从其身世谈起。

翻开中国古代的本草典籍，可见到有乌头、附子、天雄三个似不相干的药名，其实，他们是一母同胞，均源于毛茛科 (Ranunculaceae) 植物乌头 *Aconitum carmichaelii* Debx.。这种植物的干燥母根入药，称乌头；其干燥子根，直接或经加工后入药，分别称附子或制附子；根部为一体、细长较大者称为天雄。

乌头属 (*Aconitum*) 是个大家族，全世界约有 350 种植物，主要分布于亚洲，其次为欧洲、北美洲等北半球温带地区。中国有 167 种，现已供药用者有 36 种。其中乌头分布于四川、云南东部、湖北、贵州、湖南等地。

中药乌头与附子，始载于《神农本草经》。历代本草多有著录，植物来源均指上述植物乌头。2010 版《中国药典》收载乌头为中药川乌和附子的法定原植物来源种。

历史上，关于乌头与附子有很多传说，人们根据植物母根状如倒圆锥形，似乌鸦头，冠以乌头之名。而子根依附于母根，如母子相伴，称之为附子。

古人将生乌头捣汁、晒干成膏，用做箭毒。猎户、战将开弓放箭，可使猎物倒地，敌人落马，主要是因乌头碱可以迅速发力侵袭心脏与神经系统。

根据《汉书·外戚传》记载，西汉宣帝时期（公元前 73 年～ 49 年），大将军霍光之女霍成君为宣帝妃，其母想让自己的女儿登上皇后宝座，于是行贿串通女医淳于衍。皇后许氏分娩之后，淳于衍暗中将捣好的附子粉掺在许皇后吃的药丸内。许皇后服药后不久，即感到全身不适，出现了"头岑岑"的附子中毒症状，很快昏迷死亡。这便是记录于正史的附子毒杀案。

乌头花朵十分美丽娇艳，常用于庭院栽培观赏。记得十几年前我在日本工作时，曾经看到过一个系列报道，有一恶妇为图财害命，竟用家中庭院种植的乌头先后毒死三任丈夫，真是骇人听闻。

［现代研究］

乌头属植物主要的活性成分和毒性成分为生物碱类化合物。化学研究表明，乌头属植物中普遍存在有乌头碱等二萜类生物碱成分，如乌头碱、中乌头碱、次乌头碱、去氧乌头碱、多根乌头碱、新乌宁碱、脂乌头碱、脂次乌头碱、脂中乌头碱、脂去氧乌头碱等。此外，附子中还有氯化棍掌碱、去甲猪毛菜碱、附子脂酸、苯甲酰乌头原碱、苯甲酰次乌头原碱、苯甲酰中乌头原碱、丽江乌头碱、新江油乌头碱等。

药理研究表明，乌头具有强心、抗心肌损伤、抗炎、镇痛等作用。附子有致心律失常和抗心律失常的双重作用，附子还有升血压和降血压的双重作用及抗炎、镇痛、抗肿瘤和局部麻醉的作用。

［安全用药］

中医理论认为，川乌具有祛风除湿，温经止痛的功效，主治风寒湿痹、诸寒疼痛、跌打损伤。临床上用于风湿性关节炎、手术麻醉、头痛、牙痛、中风、外科疮疡等病的治疗。常用处方有复方乌头汤、小活络丹等。

附子具有回阳救逆，补火助阳，祛除寒湿的功效，主治元阳衰微，阴寒内盛，风寒湿痹，水湿肿满。现代临床还将附子用于风湿性及类风湿性关节炎、心律失常、

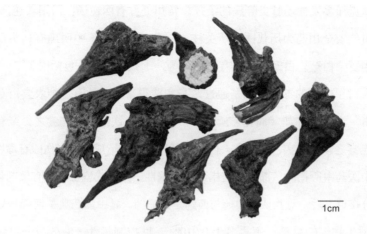

1cm

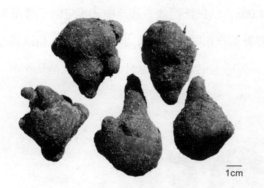

1cm

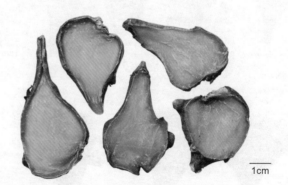

1cm

○ 川乌（上）
　　盐附子（中）
　　黑顺片（下）

感染性休克和多发性动脉炎等病的治疗，常用处方有四逆汤、回阳救逆汤等。

乌附的安全用药为历代医家所关注，中药"十八反"中明确有乌头反贝母、瓜蒌、半夏、白蔹、白及之说。有研究认为，十八反应当也包括附子。

古人对于中药的毒性认识是通过亲身实践得来的，故有"神农尝百草，一日遇七十毒"之说。亦如《周礼》所言："君有疾，饮药，臣先尝之。亲有疾，饮药，子先尝之。"其实，与通常人们说的某些物质会造成人体损伤即有毒性的概念不同，中医药中所指的"毒"，是指药物的偏性。大毒或剧毒是指有效剂量与中毒剂量十分接近，后一点我认为中药与西药是共通的。《中国药典》明确规定，附片含双酯型生物碱的总量，不得多于0.010%，以控制毒性；有效成分总生物碱的含量以乌头碱计，不得少于1.0%，以保证药效。药典中还规定附子常用剂量为3.0～15g。将其作药引以增强补益作用时，常用量为1.5～4.5g；用以强心，温中散寒止痛时，常用量为4.5～9.0g。用以回阳救逆时，附子常大剂量使用，但以不超过中毒剂量为度。

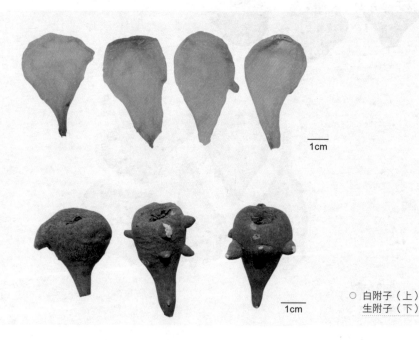

○ 白附子（上）
　生附子（下）

［炮制工艺］

用毒剧药治疗疾患，民间俗称以毒攻毒，但这里有一个副作用的问题。中医早已认识到这个问题，所以中医药理论中又有一个祛邪不得伤正的说法，即治病不可伤身。如何做到呢？中医药的独特之处在于合理处方与精心炮制，前者通过药物的合理搭配，相互制约，减少毒副作用；后者使用各种炮制技术，改变药性，减毒增效。

仅就乌头类药物的炮制而言，古代中医早已积累了大量减毒增效的方法（参见"炮制绝技真国粹"一文）。

30 年前，我曾到四川省江油县调查，那里是大诗人李白的故乡，也是目前附子加工方法最齐全的地方。根据实地考察，得知历史上记载的几十种附子炮制方法，现不少已经失传或基本不用，现存的附子炮制方法大约有九种。附子在炮制过程中，原来生品中所含有的毒性很强的双酯类生物碱，水解为毒性较小的单酯生物碱。

受香港卫生署委托，我们研究组曾对香港与内地市售的附子进行了调查，发现最常见的炮制附子有三种，即"盐附子""黑顺片"和"白附片"。我们选取乌头碱 (aconitine)、中乌头碱 (mesaconitine)、次乌头碱 (hypaconitine)、苯甲酰中乌头原碱 (benzoylmesaconine)，对生、制附子十种规格数百个样品进行含量测定，发现其中的主要成分有很大的差别，最高的达几百倍。经过炮制的附子，其毒性可以降低 70% ～ 80%，与中医理论认为炮制后峻烈之性大减相合。

因为日本无炮制传统，为安全起见，高桥氏曾提出，将乌头类药材在 100℃～ 120℃加压 1kg/cm^2，煎煮 40min，至口尝无麻辣感为宜。目的也是促使乌头碱分解，但仍有强心作用，已获得专利并投入生产。

[真伪鉴别]

值得提出的是，香港市场上叫"白附子"的中药有两种基原植物，非常容易混淆。一种是上述乌头炮制过的附子纵切片，功能为回阳救逆，助阳补火。另一种的基原植物是天南星科的植物独角莲 (*Typhonium giganteum* Engl.)，炮制品商品名为禹白附，功效祛风痰，定惊搐，解毒散结止痛。

千百年来，对乌头、附子的毁誉参半。二者集奇效与毒剧于一身，若运用得当，可达挽重症起沉疴之效，如用之不慎，则为虎狼之品，关键在于使用者是否知药。

昔日贡品今良药

阿胶

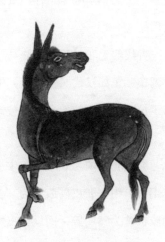

○ 《食物本草》乌驴彩绘图

　　阿胶是以驴皮为主要原料熬炼制成的补益佳品。提到阿胶，就不能不先说说驴。唐代大文豪柳宗元那篇精彩的《黔之驴》千百年来脍炙人口。其实在汉代之前，不仅贵州无驴，整个中原大地也是没有驴的。人们喜说：五谷丰登，六畜兴旺。六畜指马、牛、羊、鸡、狗、猪，并没有驴的位置，十二生肖中自然也不见驴的踪影。

　　驴 (*Equus asinus* L.) 原产自非洲及西亚，在西汉时期，张骞出使西域时传入中原。因其粗生易养可供劳役，遂繁衍日盛。

［阿胶溯源］

阿胶入药的记载，可以追溯到《神农本草经》。古代的阿胶用的主原料最初是牛皮，南北朝《名医别录》中明确指出："阿胶，生东平郡，牛皮作之，出东阿。"唐代《千金方·食治》记载，牛皮、马皮、驴皮均被用来制阿胶，说明阿胶的原料逐渐多元化。

到了五代与宋代，牛皮主要用于军备，如甲胄、弓弩等，不敷他用，政府于是颁布了"牛皮之禁"，不准民间私藏牛皮。这种做法似中国历史上有过的盐铁官营令、人参禁采令一样。资源所限，牛皮逐渐退出市场，驴皮成为制做阿胶的代用品。

古代的毛驴，不能像骏马一样在战场上冲锋陷阵，亦不能如黄牛一样在农田中驾辕。正如汉代《盐铁论》中评价的：羸驴不中牛马之力。小毛驴往往是在结束了拉套、拉磨的使命后，被卸下来。而为了发挥余热，驴皮又在制作阿胶上派上了用场。

究竟驴皮的功效可否与牛皮相比？争论一直持续到明代，直到李时珍在《本草纲目》中将驴皮阿胶列为"圣药"才告一段落。此后，以牛皮为原料所制造的阿胶被称为黄明胶，而以驴皮为原料制造者则特称为阿胶了。现今驴皮已经成为

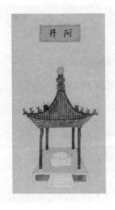

○ 《本草品汇精要》阿井彩绘图（左）
阿胶彩绘图（右）

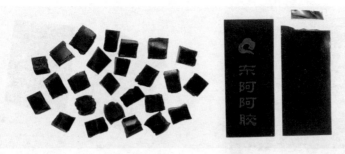

○ 阿胶

阿胶原料的主流，《中国药典》也确定了驴皮作为阿胶原料的法定地位。

在中国饲养驴的漫长历史过程中，主产于鲁北、冀东平原沿渤海各县的一个品系——乌驴成为了阿胶的原料来源，形成阿胶道地性的重要一环。在《本草品汇精要》中有一幅乌驴图，说明以乌驴的皮制阿胶由来已久。《名医别录》文中东阿即为今山东省东阿县。明清代以来文献均记载以乌驴皮和东阿的井水制成者才可称为阿胶。

[为阿胶正名]

阿胶在临床上应用十分广泛，疗效显著。在日本从中国进口的中成药当中，以阿胶为主药的"妇宝当归膏"销售额一直位列前茅。

1995年的一个夏日，日本海关突然发出通告，禁止阿胶与相关制品的进口，原因是此产品违反了国际自然保护条例。这一决定不但影响到中药的国际贸易，也会限制日本消费者对阿胶制品的需要，政府部门一下着了慌。当日我以中医药专家身份，受邀来到海关接受咨询。

此事非同小可，不可等闲视之。我仔细查阅了相关资料。在华盛顿国际自然保护条例中，驴之学名赫然纸上，阿胶用的驴皮来自人工饲养的乌驴，但因学名与其野生种一样而引起日本人的误解。为了化解这个学术与实际脱节的问题，我找到了另外一个日本人生活中熟悉的例子，即北京烤鸭用的鸭子同野生的非洲绿

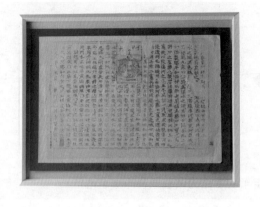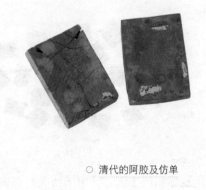

○ 清代的阿胶及仿单

头鸭拥有同一学名。因为两种情况的性质完全一样，我将这个案例分析给海关的执法人员听："如果照此处理，横滨中华街上备受日本消费者钟爱的北京烤鸭也要从餐桌上撤下来了吧。"经过讨论，我们达成了共识：野生动物和养殖动物是两个不同的概念，阿胶与相关制品可以继续进口日本，但在所有进口资料中，驴的学名后，要加注人工饲养 (domestic) 字样。

目前山东、安徽等地均已建有乌驴的饲养基地，同时阿富汗、澳洲、南非等国家的驴皮也进入了中国市场，为阿胶的生产原料供应提供了补充。

阿胶的炼制不是把驴皮简单地煮一煮，而是颇为讲究的，甚至有要用"银锅金铲"一说。几年前，我在为筹建香港浸会大学中医药博物馆收集藏品四处奔走之时，成都中医药大学的王家葵博士，将家中珍藏的一张阿胶仿单（说明书），连同道光年间的阿胶存样慷慨捐献出。仿单不但记述了从阿胶用水，到毛驴的喂养、选皮以及制胶的一套严格的程式，而且连银锅金铲的使用都有具体的要求与说明。仿单中还有针对不同妇科疾病的治疗配方，并提到服用阿胶伪品危害健康。

阿胶这一中药精华从南北朝的贡品开始，经千百年历练，至清代赢得"九朝贡胶"的美誉。因疗效好，加之已经形成规模化的生产，原本为达官显贵享用的补血圣药，现已进入了寻常百姓之家。

茎为佳药花为兰

石斛

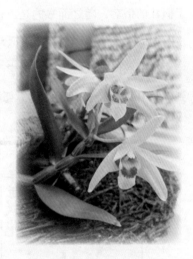

○ 铁皮石斛

在《本草纲目》的"释名"项下，李时珍为众多药名给予了透彻明晰的说明，但对石斛却一筹莫展，称斛字"不可解也"。

［石斛与枫斗］

斛原本为一古代度量衡器具，的确很难直接和石斛药材或原植物联系到一起。古代常用容量单位由小到大有升、斗、斛（石）、釜、钟，自秦汉开始它们之间都是十进位，且通常认为"斛"和"石"相通。南宋末年改成五斗为一斛。日常生活中，"斛"使用较少，"斗"使用最多，故民间有"车载斗量"之说法。

石斛有一个商品名，叫作枫斗，此名称最早记录在清代赵学敏所著之《本草纲目拾遗》中，但为何如此称呼，书中亦未作解释。

有人推测石斛采收适逢枫叶泛红的金秋季节，故枫斗一词中"枫"字源于此。而且，"枫"与"丰"谐音，蕴含喜获丰收之意。"斛"字较难写，故有人将"斛"的角部去掉，这种书写药名时的漏笔现象在旧时中药行业较为多见，于是石斛有了枫斗的俗名。随之而来的是，植物铁皮石斛的加工品被称作"铁皮枫斗"，紫皮石斛的加工品被称为"紫皮枫斗"。

后来我读到安徽中医药大学王德群教授对石斛这个药名的一则考证，心中感到豁然开朗，特转录于此。王德群教授认为，"斛"（qiu，音球），形容病态

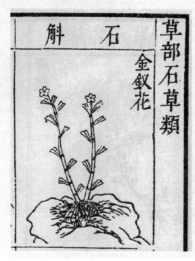

○ 《本草纲目》石斛图

山羊之角瘦长弯曲而成球状。石斛之"斛"为古代"斛"字印刷与抄写之笔误。我赞同此说法，因为入药之石斛是植物的草质茎，细长弯曲，通常加工成弹簧状，与病态山羊之角确可作联想。

［霍山石斛］

石斛最早见于先秦《山海经》，历代本草多有收录。汉代《神农本草经》中被列为上品，《本草纲目》收载于草部石草类中。石斛在中医临床上主要用于滋阴清热，生津止渴，有干鲜之分。含石斛的中成药很多，最著名的是"石斛夜光丸"，从药名便彰显出石斛滋阴补肾，清肝明目之效。

药用石斛来自兰科石斛属多种植物，中国古代没有霍山石斛、铁皮石斛与其他种类之分。在清代中期，著名的医药学家赵学敏、赵学楷两兄弟对霍山石斛推崇备至。在《本草纲目拾遗》中，赵学敏明确使用了霍山石斛一名。书中称："霍石斛，出江南霍山，形似钗斛细小，色黄而形曲不直，有成球者，彼土人以代茶茗。"赵学敏还在书中引用其弟赵学楷《百草镜》中的话语："石斛近时有一种

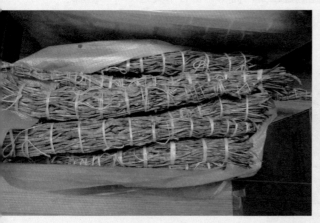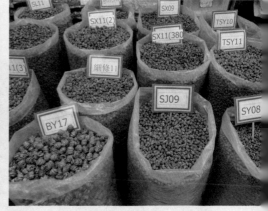

○ 金钗石斛（左）
香港市场的石斛货摊（右）

形短只寸许，细如灯芯，色青黄，咀之味甘，微有滑涎，系出六安州府霍山县，名霍山石斛，最佳。"赵氏兄弟称的霍山石斛究竟是现代植物分类学上的哪一种石斛，尚不得而知。

历史上霍山地区的石斛好，远近闻名，寻药者接踵而至，但只采不种，导致资源枯竭。乾隆年间的《霍山县志》中曾发出"因采者众，本山拔剔已空"的悲鸣。近现代京剧大师梅兰芳、马连良，粤剧女皇红线女，金嗓子播音员宋世雄等都喜好用石斛，被人们传为佳话。伴随有名人效应的广告宣传，霍山石斛名声大震，但是，在市场上售卖的大多只是霍山产的石斛，真正的霍山石斛难觅踪影。

霍山石斛是否可作为一个独立的物种存在？如果是，能否找到有野生的资源？一直没有定论。20 世纪 80 年代，安徽省开展了对霍山石斛的全面研究，并取得了长足的进展。霍山石斛 (*Dendrobium huoshanense* C. Z. Tang et S. J. Cheng) 作为一个新种在大别山安徽一侧被发现，从此在植物分类学上有了其明确的学术地位。

为了一睹霍山石斛的真容，2008 年，我从安徽省会合肥出发，乘车在崎岖的山路上颠簸了 7 个多小时，终于到达了大别山麓。二十多年前我曾到过大别山另一侧的湖北境内，当时我还惋惜没能翻过山梁，而与霍山石斛失之交臂。但后来听人介绍，即使到了霍山，如无行家带路，也很难找到霍山石斛这种植物。这

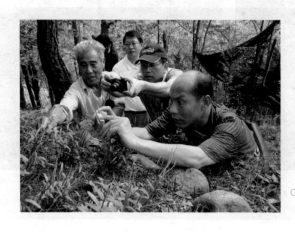

○ 争先一睹霍山石斛（左一为霍山石斛最初的发现者何云峙先生）

次我做足了功课，在安徽中医药大学专家的引领下，看到了自然环境中生长的霍山石斛。同行的人都兴奋不已，争先拿出相机拍下这稀世奇珍。

霍山石斛，又被称为米斛，以形容其小。这种植物生长在阴凉湿润的石壁上。一般长仅 3 ~ 7cm，直径 2.5 ~ 3mm；干后茎圆而细小，表面金黄色，节间短，呈梭形，药农形象地比喻它为"蚂蚱腿"。只可惜，现今产量十分有限，严重的供求失调，使霍山石斛价格攀升，小小的一株鲜苗，在市场上竟卖到 300 元港币。每千克干品市价高达十几万人民币，贵列冬虫夏草之后。

[栽培成功]

石竹花（康乃馨）用作母亲节的祝福，蕴含纯洁的爱；而石斛作为纪念父亲节的花种，象征秉性刚强。

以植物物种的数目计，兰科是仅次于菊科的亚军，有 450 属 17000 种，广泛分布于亚洲热带和亚热带地区，仅石斛属就有一千多种，真是个庞大的家族。中国自然分布有七十多种石斛属植物，是不是都可以入药呢？

一般讲，药用石斛多集中在茎细花小的类群。植物为附生草本，茎丛生，肉质，具多数节，通常具有抱茎的鞘。茎粗而花大的种类均可作花卉供观赏。如在

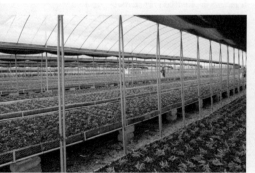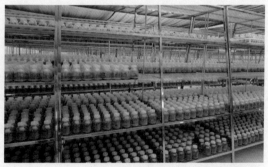

○ 大棚栽培的铁皮石斛（左）
铁皮石斛种苗（右）

新加坡，胡姬花 (*Cymbidium* spp.) 独占鳌头，尊为国花；香港每年春季的花展上，蝴蝶兰 (*Phalaenopsis* spp.) 长销不衰，2013 年的花展，更以兰花为主题，吸引了五十余万观众。

关于石斛的栽培，《本草纲目》中有这样的记载："节上自生须根，人亦折下，以沙石载之或以物盛挂屋下，频浇以水，经年不死。"有朋友曾送给我几株新鲜的铁皮石斛，我没有插入花瓶，只是放置在办公桌上。不想没过两个星期，石斛的茎节上纷纷长出了鲜嫩的根与叶，"龙头凤尾"，活灵活现。后来在学校药园的培养基上，还绽放出了娇嫩的花朵。真乃古人所云"经年不死""千年润"呀！

兰科植物的种子微若粉尘，一个蒴果里面便有 2 万～3 万个种子，可以随风飞到树上与岩壁上繁衍生命。但因石斛的种子没有胚乳，自然状态下萌发十分罕见，如仅采用分株繁殖，生长缓慢，不能满足实际需要。随着科技的进步，组织培养的育苗方法获得成功，即人工控制温度、光照、湿度、通风、栽培基质等各个因素，使种子萌发生长，然后移入大棚或林下。现在，石斛的大田栽培已经取得成功，栽培石斛生长三年便可收获，一年四季都可以采收。

市场需求促进了生产，安徽、浙江、云南、广东、广西、贵州等省都在大力拓展石斛栽培业。当地农民也掀起了石斛种植热，流传着"种庄稼不如种菜，种菜不如种药，种药不如种花，种花则要种兰花"的说法。种植石斛使农民走上了富裕之路。

［真伪鉴别］

霍山石斛虽好，但市场上很少见，《中国药典》也没有收录。实际上，对这类资源太少的植物，不宜收录为法定药物。

应当明确的是，霍山石斛（植物物种）与霍山产的石斛（商品品种）是两个概念。因为霍山自然条件适宜，当地的药农又从外地引种了一些容易生长的其他石斛属植物进行种植。至于石斛药材，不要说古代，就是现在，每天同植物打交道的人，如果不是专门研究兰科植物的专家也很难一眼辨识其来源。

目前，我们的研究组正在承担《香港中药材标准》中石斛的研究任务。经过市场调查，发现海内外中药市场上石斛大致有两大类群，即铁皮石斛类与金钗石斛类，二者均以人工栽培为主。因为在功效与商品价位上存在较大差异，2010版《中国药典》开始将原列于石斛项下的铁皮石斛分列条目。

铁皮石斛

铁皮石斛 (*Dendrobium officinale* Kimura et Migo)，商品被称作枫斗，也就是目前市面上所谓霍山石斛药材的主要来源。

1935 年，在陈存仁编著的《中国药学大辞典》中正式出现了铁皮石斛一词。铁皮石斛目前有干鲜两个品种，鲜者"清热之力过于滋阴"，干者反之，"滋阴之力胜于清热"。一次我因连续上课导致突然失音，试用铁皮石斛，立即见效，遂常备些在办公室，屡试不爽。

铁皮石斛还被称作黑节草，其实原植物的茎节本身并不黑，只是干燥茎节在

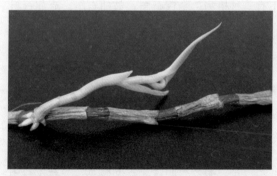
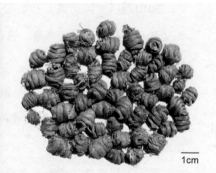

○ 龙头凤尾的铁皮石斛（左）
  铁皮石斛（右）

白色的膜状叶鞘的衬托下相对呈现黑色。鲜品长可达 30cm，肉质，多汁，易折断。铁皮石斛不易干燥，药材加工时用开水略烫，以文火均匀炒至柔软，挫去叶鞘，趁热将茎扭转成螺旋状或弹簧状。干燥后外表有旋纹及纵皱纹，色深绿，气味清香，无论干鲜，正品铁皮石斛均具有黏性，嚼之明显，味微苦而回甜。

因为铁皮石斛已经成为知名品种，现中国香港和内地市场上，石斛属药材多被冠以铁皮石斛之名，或加工成铁皮石斛之状销售。其中以一种口感相似、来源于紫皮石斛（齿瓣石斛 *D. devonianum* Paxt.）者多见，但只要将其浸泡在热水中，不一会儿，便如同变魔术一般，水变成了黄色，而石斛的外皮由金黄转成了青紫色。

我在市场上见到不少铁皮石斛伪品，有的将几条伪劣石斛缠绕在一起加工成螺旋状，商品直径甚至达到 5cm 以上，造成石斛越粗大越好的假象，诱使消费者以高价购买。更有甚者，有的在铁皮石斛中间，夹杂长达 1～2 尺的马鞭石斛，加工后与正品外形无二，消费者很难识别。对这种商业上的造假行为，不可不察。

金钗石斛

金钗石斛（*Dendrobium nobile* Lindl.），因药材外形与古代妇女发髻的金制首饰形色相似而得名。

2010 版《中国药典》石斛项下有三种植物：金钗石斛、鼓槌石斛、流苏石斛（又名马鞭石斛）。经考察，目前金钗石斛为主要市售品种，同时也是栽培最为广泛的一种。

这种药材的鉴别特征为：呈稍扁的圆柱形，长 20～50cm，直径 0.4～0.6cm，节间长 2～3cm。表面金黄色或黄中带绿色，有深纵沟。节部稍膨大，质轻而脆，断面较疏松。气微，味苦。

辨别石斛等级的重要参考标准之一是，嚼之有脂膏黏舌的感觉。与铁皮石斛相比，金钗石斛的黏度一般要差很多。

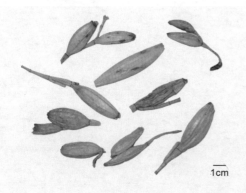

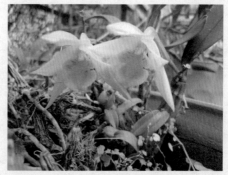

○ 石斛的伪品：有瓜石斛

伪品

近年市场上常见的石斛混淆品之一叫有瓜石斛，是金石斛属植物流苏金石斛的茎。节明显，多分枝，每一分枝顶端有一膨大的扁纺锤形假鳞茎，俗称为瓜。

还有一种称为水草的是石仙桃属石仙桃 (*Pholidota chinensis* Lindl.) 的干燥鳞茎和假鳞茎。本品的根状茎通常较粗壮，匍匐，具较密的节和较多的根，相距 5～15mm 或更短距离生假鳞茎；假鳞茎狭卵状长圆形，大小变化甚大，基部收狭成柄状；柄在老假鳞茎尤为明显。

石斛是继天麻之后，又一类成功栽培的兰科植物。现在，在众多的石斛栽培基地，一瓶瓶小苗茁壮生长，一片片石斛大棚覆盖大地。

愿美丽兰花遍放中华，良药石斛永远造福世人。

大漠人参冠全球

肉苁蓉

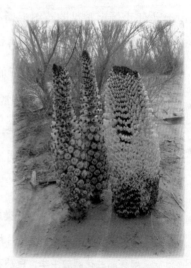

○ 肉苁蓉（屠鹏飞提供）

2004 年，香港浸会大学中药标本中心收藏的 1.75m 高的肉苁蓉列入了吉尼斯世界纪录。一时间肉苁蓉名声鹊起，引起人们的关注，因为它是第一个，也是迄今唯一一个被列入此项世界记录的中药。

[肉苁蓉溯源]

肉苁蓉在中国历史上早已赫赫有名。《神农本草经》中列为上品，谓之"养五脏，益精气，久服轻身"。对其药效，李时珍曾做过这样的解说："此物补而不峻，有从容之号。"古人尚有肉苁蓉"生土中掘得之，形甚大，色红鲜如肉"的记述，可见，肉苁蓉的名称是由其性状与药性而来。

肉苁蓉生长在人迹罕至的荒漠深处，生存环境十分恶劣，加之其属于寄生植物，营养方式独特，生长经历非凡。谈到寄生植物，常见中药中，还有菟丝子、天麻、桑寄生、冬虫夏草等，一个比一个有名，一个赛一个奇特。

肉苁蓉因药性"补而不峻、温而不燥"，成为被历代医学名家所推崇的补肾一绝。随着人们对健康长寿的追求，补肾抗衰老中药炙手可热。现在市售补肾中成药、药酒、保健食品几乎都离不开肉苁蓉。肉苁蓉备受人类青睐，也一度被人类推入了濒于灭绝的境地。

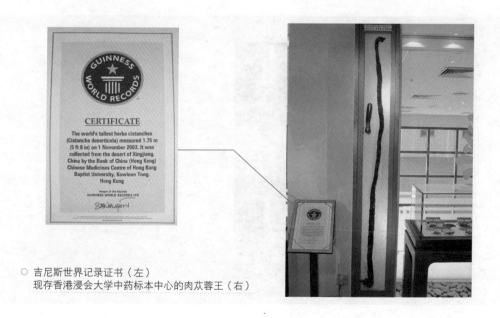

○ 吉尼斯世界记录证书（左）
现存香港浸会大学中药标本中心的肉苁蓉王（右）

[植物性状]

　　肉苁蓉的原植物是列当科 (Orobanchaceae) 植物肉苁蓉 *Cistanche deserticola* Y.C. Ma，主要分布在海拔 1200m 以下的沙丘荒漠，以藜科 (Chenopodiaceae) 植物梭梭 *Haloxylon ammodendron* (C. A. Mey.) Bge. 及白梭梭 *H. persicum* Bge. ex Boiss. 为寄主。其干燥带鳞叶的肉质茎入药。

　　梭梭是骆驼的优良饲料和当地群众的燃料。有人调查，自然界每千株梭梭中，仅可见 7 株生有肉苁蓉。肉苁蓉 3 ～ 5 年长成后，每 7kg 鲜品才可晾晒出 1kg 干品。野生肉苁蓉已被列入濒危野生动植物种国际贸易公约 (CITES) 附录和中国国家重点保护野生药材物种名录。

　　肉苁蓉茎为粗壮而扁平的圆柱形，肉质肥厚，高度一般为 40 ～ 80cm，全部埋藏于沙地之中。肉质鳞状叶片在茎表呈覆瓦状螺旋排列。肉苁蓉的花开茎端，也是惟一露出地面的部分，5 ～ 6 月开花，淡黄色，6 ～ 7 月结果。

　　恶劣的自然环境锻练了肉苁蓉超常的生存能力。蒴果开裂后，细如尘埃的种

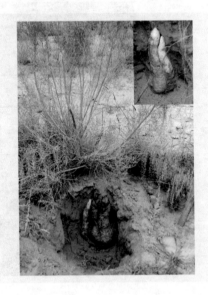

○ 肉苁蓉与寄主梭梭

子在沙漠中随风飘扬，然后埋入浩瀚的沙漠之中，一旦碰到寄主，即抓住机遇。种子萌发时，产生吸器，从寄主梭梭中获取水和养分后形成幼体，开始地下生长，1年后便可伸出沙漠表面并开花。

肉苁蓉种子的顽强生命力可以和古石莲相媲美，即使在 -20℃～50℃，温差跨度达 70℃ 的沙漠腹地，肉苁蓉的种子依然可以数十年不出地面而生存，难怪人们又称其为"地精"呢。

［肉苁蓉文化］

肉苁蓉还有"大芸""寸芸"之称。据中医药史学家郑金生教授考证，古时肉苁蓉是经山西输入内地的，以当地口音说，"苁蓉"就是"寸芸"。因肉苁蓉还有大小之分，于是就出现了"寸芸""大芸"名称上的分别。中药通常有很多名字，这些名字常常带着生物的、自然的、历史的，以及当时社会民俗的讯息，只有具备一定的历史、地理和文字等方面的素养，才能破解中药名字的密码，获取古人千百年间隐藏的讯息。

肉苁蓉的拉丁种名说来也很形象，deserticola 可以分解为"desertum，沙漠"与"cola，可乐"两个部分，可乐果是非洲常绿木本植物，种子为可口可乐原料之一，当然，最初植物命名时可能还没有可口可乐这个品牌呢，但方便记忆，权且记下。

从药用的角度说，人们还习惯用"沙漠人参"来形容这种植物。

在蒙古族民众口中，有这样一段动人的传说：当年成吉思汗为平定叛军暴乱，率领蒙古大军鏖战大漠几天几夜，正当筋疲力尽、饥渴难耐之时，天神派来神马踢开梭梭树的树根，露出肥壮鲜嫩的肉苁蓉。将士们服用后，一个个神力涌现，生龙活虎，斗志昂扬，一举击溃了叛军部落，为蒙古族的统一奠定了基础。

肉苁蓉不但享誉华夏，还扬名海外。日本畅销国际的"养命酒"，主要成分便是肉苁蓉，我在日本攻读博士学位期间曾获得过生产厂家的奖学金，也算是与肉苁蓉的一点缘分吧。记得一次有位日本朋友问我，肉苁蓉的肉是什么样的？让人忍俊不禁。说到这，我想起曾有人将牛膝当成牛的膝盖，惊动了动物保护组织，看来对中药名称望文生义，不仅仅是笑谈。

[现代研究]

肉苁蓉主要含苯乙醇苷类化合物，如：肉苁蓉苷 A、B、C、F、H (cistanosides A-C, F, H)、异肉苁蓉苷 C (isocistanoside C)、松果菊苷 (echinacoside)、毛蕊花糖苷 (acteoside)、异毛蕊花糖苷 (isoacteoside)、2'-乙酰基毛蕊花糖苷 (2'-O-acetylacteoside)、管花肉苁蓉苷 B (tubuloside B)、苯乙醇苷 (osmanthuside B)、红景天苷 (salidroside)；还含有环烯醚萜类成分和苯丙醇苷类成分等；此外亦含有鹅掌楸苷 (liriodendrin)、甜菜碱 (betaine) 及半乳糖醇 (galactitol) 和多糖类成分。其中松果菊苷，有增强免疫、抗病毒的作用，因此很多药厂将肉苁蓉用来提取松果菊苷，销往国际市场。

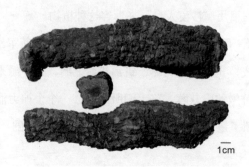

1cm   ○ 肉苁蓉药材图

中医理论认为，肉苁蓉具有补肾阳，益精血，润肠通便等功效。临床主治肾阳不足之阳痿、遗精、不育不孕、腰膝酸软、小便不禁；精血亏虚之早衰、目暗不明、消渴、便秘、闭经；冲任不固之崩漏、带下。近年的药理研究表明，肉苁蓉具有调节内分泌系统，调节免疫，抗氧化，增强体力，抗衰老，保肝等作用。临床上肉苁蓉还用于破伤风、乳糜尿、慢性中耳炎等病的治疗。

2010 版《中国药典》除肉苁蓉外，还收载管花肉苁蓉 *Cistanche tubulosa* (Schrenk) Wight 作为中药肉苁蓉的法定原植物来源种。管花肉苁蓉的寄主为柽柳科 (Tamaricaceae) 柽柳属 (*Tamarix*) 植物。北京大学屠鹏飞教授等专家的研究表明，肉苁蓉和管花肉苁蓉具有类似的药理作用，化学成分也大致相同。

肉苁蓉属 (*Cistanche*) 植物全世界约有 20 种，分布于欧洲、亚洲温暖的干燥地区，自欧洲的伊比利亚半岛，经非洲北部、亚洲的阿拉伯半岛、伊朗、阿富汗、巴基斯坦、印度北部，到中国西北部、俄罗斯中亚地区和蒙古。中国产有 5 种。

> 肉苁蓉的人工栽培已获成功，保障了药源。内蒙古西部阿拉善旗拥有"世界肉苁蓉之乡"的美誉，因为其独特的地理环境和气候条件，所产肉苁蓉个大、肉厚、富含胶质和鞣质，质量上乘，驰名中外。2003 年，肉苁蓉的种子搭乘"神州四号"无人飞船遨游太空，人类在肉苁蓉繁育技术的探索中又踏出了新的一步。

亦药亦香亦雕材

沉香

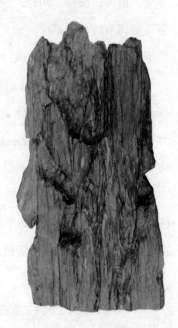

○ 伽楠沉香王（李震熊先生藏品）

　　沉香之名，源于其"入水而沉，香气四溢"之特征。沉香之所以珍贵，不仅在于其一木多用，更在于其一木难求。古人有诗曰："供御香方加减频，水沉山麝每回新。内中不许相传出，已被医家写于人。"这里的水沉指的便是沉香，山麝指的是麝香。

　　中国民间对沉香的用途素有"一香二茶三药材"之说，在香料中，沉香又居于四大名香：沉（沉香）、檀（檀香）、龙（龙涎香）、麝（麝香）之首。人们还把沉香比喻为木中钻石。在国际上，沙特阿拉伯、日本和中国台湾是沉香最大的消费市场。沉香为何价若黄金？其历史沿革如何？这里让我们一探究竟。

[沉香之用]

沉香的用途之一是入药，有行气止痛，温中止呕，纳气平喘之功效。中医临床用来治寒凝气滞、胸腹胀痛、呕吐、呃逆、气逆喘咳等证候。沉香入药最早见于南北朝时期的《名医别录》，书中将沉香列为上品，谓其"治风水毒肿，去恶气"。此后，历代本草多有收录，如《本草纲目》载沉香于木部香木类。清代的《本经逢源》称："沉水香专于化气，诸气郁结不伸者宜之。"现代研究表明，沉香具有镇静、镇痛和抗菌等药理活性。沉香是常用中药中不可或缺的一员，依其来源分为进口沉香和国产沉香两大类。

沉香的用途之二是用来熏香，同时还是制作高级香料制品的重要原料。中国有悠久的用香历史，人们用沉香等香料在庙宇内燃香礼佛，参禅打坐时以熏香凝神，或直接用香料制作佛珠以示虔诚。据说清慈禧太后爱用沉香，在其皇宫的御香案前，香烟袅袅，日日不绝，以避除瘟疫时气，愉悦身心。

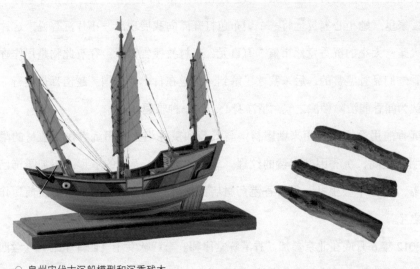

○ 泉州宋代古沉船模型和沉香残木

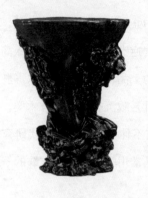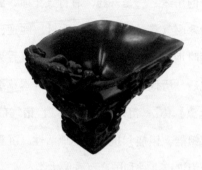

○ 难分伯仲的沉香杯（左，北京保利拍卖行伽楠香仿犀角杯）与犀角杯
（右，现存香港浸会大学中药标本中心，由李震熊先生提供）

　　自古以来，民间就有"一两沉香一两金""一寸沉香一寸金"等比喻。李时珍在《本草纲目》中有"海南沉，一片万钱"的记载。"海南沉"指的便是沉香。我初读此文句时，觉得有些夸张。联想起在日本留学时，有一天，在指导老师下村教授家里，她小心翼翼地将一个绸布包打开，向我展现出一小片沉香说，这片不过火柴盒大小的沉香竟然市值5万日元。下村教授告诉我，存有此物是用作香道与香友们品香鉴赏的。后来我才了解到，香道在日本、韩国、越南都很盛行，人们认为闻香能清除秽浊之气，清净身心，是一种雅趣。

　　沉香的用途之三是用来做雕材，与入药和熏香相比，用沉香作为雕材的附加值明显更高。沉香因其自然的纹理、缓释的幽香、天然的造形，不加雕饰已成大器，而且不会虫蛀。很多香港药材店铺都将"沉香山"陈列于橱窗前用作镇店之宝。

　　2012年6月底在北京参加"香港陈棠律师、李诗咏女士《四库全书》《续四库全书》捐赠仪式暨第九次本草读书会"期间，我住在友谊宾馆，见到那里的商

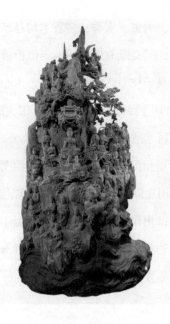

○ 沉香木雕三十三观音

店售卖一沉香原木手串，标价近 5 万元人民币。后来我在香港尖沙咀的一家工艺美术商店，看到一具沉香木雕三十三观音，标价竟达 700 万港币。

[沉香溯源]

沉香来源于瑞香科沉香属 (*Aquilaria*) 和 *Gyrinops* 属多种树木，主要分布于缅甸、泰国、越南、老挝、柬埔寨、印度、马来半岛、苏门答腊岛等热带与亚热带地区。中国的沉香属植物有两种：白木香（土沉香，*Aquilaria sinensis* (Lour.) Gilg，产自广东、广西、福建、海南）和云南沉香（*Aquilaria yunnanensis* S. C. Huang，产自云南西双版纳和临沧地区）。

沉香为常绿乔木，可高达 10m 以上。中国岭南地区自古盛产沉香树。早在汉代的《异物志》就有记载："木蜜，名曰香树。生千岁，根本甚大。先伐僵之，四五岁乃往看。岁月久，树材恶者腐败，唯中节坚真芬香者独在耳。" 因结香的树并非单一树种，故沉香、木蜜、蜜香、多香木均是产沉香的植物的统称。晋代的《南方草木状》解释说："交趾有蜜香树，干似柜柳，其花白而繁，其叶如橘。欲取香，伐之经年，其根干枝节，各有别色也。木心与节坚黑，沉水者为沉香。"文中的交趾，即现在的广西部分地区和越南。宋代的《桂海虞衡志·志香》详细记载了海南香，称："沉水香，上品出海南黎峒。一名土沉香，少大块。"明代的《本草品汇精要》有崖州沉香与广州沉香之彩绘图。清代的《滇海虞衡志·志香》对沉香树的形状、用途以及香的等级也有翔实记载。

通常沉香树的干燥木质部用作中药沉香，以含树脂丰富的心材质佳。宋代寇宗奭《本草衍义》曰："沉香木，岭南诸郡悉有之，旁海诸州尤多，交干连枝，岗岭相接，千里不绝。叶如冬青，大者合数人抱……有香者百无一二。"

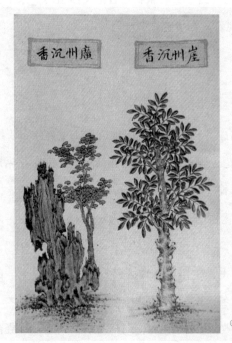

○ 《本草品汇精要》崖州沉香和广州沉香图

为什么说"有香者百无一二"？这实际上与沉香的形成机理有关。从植物学的角度看，木本植物茎形成层以内的部分通称为木材。木材分为边材和心材。其中心材形成较早，位于木质部内方，蓄积了树脂类成分等物质，颜色较深，质地亦比较致密而重。树脂是植物组织的代谢产物或分泌产物，其产生的机理不一。就沉香树而言，健康的树体并不分泌树脂类物质（俗称结香），只有当树体受到物理、化学伤害后，伤口被真菌感染，基于自我防御机制而产生植物组织的代谢产物或分泌产物，从而形成沉香，因此颇为难得。结香的树木通常处于亚健康状态，其枝叶多变枯黄，寻香者也常以此为线索，在因虫蛀、病腐、风倒、风断而枯死的树干或者树根部采到沉香。

古人很早已经发现了沉香形成的原因，同时还发明了用人工方法定向培育沉香的技术。南朝时期沈怀远的《南越志》谓："交州有蜜香树。欲取先断其根。经年后，外皮朽烂。木心与节坚沉水者为沉香。"宋代的《本草衍义》曰："山民入山，见香木之曲干斜枝，必以刀斫成坎，经年得雨水所渍，遂结香。"《本草纲目》也说："沉香入水即沉，其品凡四：曰熟结，乃膏脉凝结自朽出者，曰生结，乃刀斧伐仆，膏脉结聚者，曰脱落，乃因水朽而结者，曰虫漏，乃因蛀隙而结者。"

民国时期的《东莞县志》详细记载了砍伤树干促进沉香形成的方法，称为"开香门"。此种刺激结香的方法一直沿用至今。一般的作法是选择树干直径30cm以上的壮年树，在距离地面1.5～2m处，砍数刀，深3～4cm，达植物的形成层内，伤口附近的木质部就会形成树脂类物质。还有一种做法是于树干部凿数个孔洞，深入3～6cm，直径1～3cm，然后用泥土封住。数年后，伤口处分泌的树脂呈现棕黑色，10～20年后，方割取树脂，作为沉香的代用品。

沉香树一般生长于热带和亚热带地区，国外主要集中在越南、马来西亚、印尼等东南亚国家；国内主要在广东、广西、云南、海南。如今，野生天然沉香在中国已经基本看不到了，而在越南，上等的沉香一年产量也很有限。目前，所有产沉香的野生物种，均受濒危野生动植物种国际贸易公约的保护。

药用的沉香分为进口沉香和国产沉香。进口沉香来源于瑞香科植物沉香 *Aquilaria agallocha* Roxb. 含有树脂的木材，主产于印度尼西亚和马来西亚等地。国产沉香来源于同属植物白木香含有树脂的木材，主产于广东、广西、海南和福建等省区。如今，进口沉香越来越少，白木香是 2010 版《中国药典》收载的中药沉香的唯一法定原植物来源。白木香又称海南沉香、莞香等，其中莞香专指广东省东莞县所产之沉香。未能形成树脂的沉香木称为"女儿香"，不宜入药。由于白木香自然繁殖率低、人为掠夺式砍伐等原因，资源遭到严重的破坏，濒临灭绝。尽管在海南等地已大面积种植沉香，然而要等到结香尚需时日。

我曾到福建泉州参观过 20 世纪 70 年代打捞出水的 700 年前的古沉船。那是宋代香料贸易繁盛的实物见证。古船长 24m，宽 9m，船体硕大，造型优美。据专家介绍，这艘远洋货船在当时属于中等规模，船中有 13 个水密隔仓，装载的货物有瓷器、丝绸等，还有胡椒、乳香、降香、檀香与沉香等香料。我专门定做了一具模型，放在香港浸会大学中医药学院的标本中心。历经沧桑的古船及其模型分别静卧在两个博物馆内，默默地向海内外的参观者们诉说着中国古代海上丝绸之路的辉煌，也见证了中华先人曾经传香千年和万里的事实。

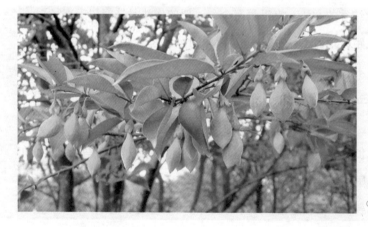

○ 白木香

[沉香鉴别]

沉香用途广泛，备受医家、患者、香道行业和收藏者的青睐，市场需求越来越大，以致近年来沉香身价不断飙升。但是，伪品充斥市场，鱼龙混杂，如何才能区别真假呢？

我在"望而知之谓之神"一文中提到，经验鉴别法是目前鉴别沉香真伪与优劣最实用的方法。本篇将从望、闻、问、切几个方面探讨一下沉香的鉴别要点。

望

沉香商品规格复杂、名称各异。形状多不规则，大小也不一致。一般入药者，多呈长方形条状或块状，油润光滑。表面凹凸不平，其孔洞和凹窝的表面呈朽木状，有加工的刀痕。表面全黑发亮，不见木质纹理者多为染料着色的伪品。上好的沉香色如墨玉，以指甲划之，油随即溢出。沉香不易折断，若用刀具劈开，可见棕黑色微显光泽的斑块与黄白色不含树脂部分交互形成的纹理。

沉香顾名思义，应入水而沉，其质量的优劣的确与比重有较大的关系，树脂含量越高其比重越大。根据实验测定，沉香的比重可在 0.87 ～ 1.8 之间，这也是传统经验评定沉香质量的标准之一。进口沉香通常可沉于水中，国产的白木香质较轻，一般是不沉于水的，但质量好的国产沉香，也可见沉于水者，不可一概而论。

闻

好的沉香香气是若隐若现的，而且香气耐久。如遇到香味刺鼻者，往往是加入了香料或化学香精制品。

沉香燃之有强烈的香气，并伴随有褐色的树脂渗出，烟色发白，并且成为一条直线向上。好的沉香在不同的温度、燃烧的不同阶段，会缓释出不同的香气。如同一种好茶，用不同的水温、不同的时间浸泡后味道是不一样的。

问

所谓问，就是向有经验的老师傅请教，向他们学习鉴别沉香的宝贵经验。了解沉香的品种、产地及采收加工全过程，有助于把握沉香的鉴别要点。

切

好的沉香表面虽有油斑，但用手摸上去却不腻手，即所谓"不走油"。如果摸完手上有油痕，多为伪品。实际摸一摸，体会一下手感，是经验鉴别沉香的重要一环。

除了上述的经验鉴别法，显微鉴别法也是有效的方法，不但可用于鉴定沉香，也可用于鉴定其他贵重木材。我曾对沉香的纤维管胞、韧形纤维、导管、树脂团

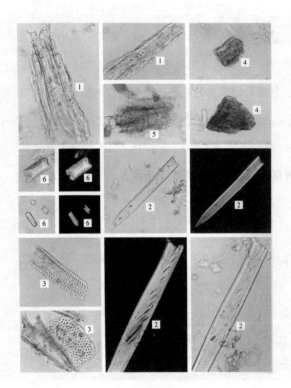

○ 沉香粉末的显微特征

块、木间韧皮薄壁细胞、草酸钙柱晶等重要显微特征进行研究，其结果已收入我主编的《中华人民共和国药典：中药粉末显微鉴别彩色图集》中。

最后还要提醒大家的是，沉香野生资源少，生长周期长，且不是每棵树都能产香，所以不要盲目地以为到产地就能买到真品。我知道不少人就是在产地买到了假药，在沉香的产区之一越南，我也曾见到有的商店充做沉香售卖的实际是用染料涂黑打蜡上油的木块。

沉香是继书画、玉石、瓷器、钱币之后的另一个收藏热点。沉香是宝，如何养宝、护宝，采养结合，确保沉香资源的永续利用，是我们这一代人要认真思考的。

秋来硕果压枝繁

大枣

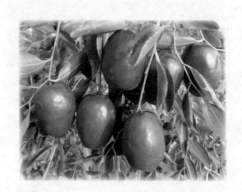

　　我的母亲出生在河北省农村，在出嫁之前曾栽过一颗枣树，她时常向我提到此事。小时候，我曾到过姥姥家，吃到过这棵树上结的枣子，想起来，枣子那又脆又甜的味道似乎犹在舌尖。六十多年过去了，听说这棵树仍旧枝繁叶茂。

　　与苹果桃李等水果不同，枣树的老枝比较坚硬，结枣的果枝每年春天生出，柔软下垂，黄色的枣花就开在小叶之间。"打枣"是中国北方金秋的一道风景。在收获大枣的时候，一竿子下去，稀里哗啦落下树来的是枣子和柔软的果枝，但这不会影响树体生长。童年在枣树下打枣，掉下来的枣子砸到头上痛痛的，但心里却乐滋滋的感觉，一直作为美好的记忆留在我心中。

　　大枣营养丰富，味道甜美，药食两用，干鲜皆宜。在中国民间，关于大枣的文化历史悠久、流传地域宽广。金秋时节，正是大枣成熟之际。这里让我们一同来吃着美味的大枣，说说与枣有关的话题吧。

[枣之文化]

"枣"的繁体字是由两个"朿"字构成的。朿,音 ci,古同"刺"。两个朿字上下叠加便为"枣"字,从字形上看可会意枣是乔木,有刺。两个朿并列成"棘",指酸枣树。酸枣是枣树的一个变种,为灌木,多刺,植株低矮,故"棘"字也应是古人对酸枣的形象描绘。《本草纲目》将枣列入果部的五果类,而将酸枣列入木部的灌木类。

中国是枣树的原产地,枣树在中国已有数千年的栽培历史,早在《诗经》中便有"八月剥枣,十月获稻,为此春酒,以介眉寿"的文字。枣树的生命力很强,无论旱地、碱地、山区、平原、河滩、荒漠都能生长,从塞北至海滨都能见到枣树的身影,枣树的寿命可达数百年。枣树种植当年便可开花结果。民间有"桃三杏四梨五年,枣树当年就还钱"的农谚。

枣树不但长在农地山野,在城市园林、百姓庭院中也很常见。人们熟悉枣,喜爱枣,将枣吃进肚里,也把枣字挂在嘴边。大枣在中国是喜庆、兴旺的象征,取其既为美食美物,发音也含吉利美意。中国一些地区,民间每有大婚喜事,亲友们往往送上一把枣子、一把栗子,意喻期望"早立子"。如同称赞竹子有节、莲藕出淤泥而不染一样,以物喻人,人们用枣红色来代表英雄的本色,如赞美关公"面如重枣"。

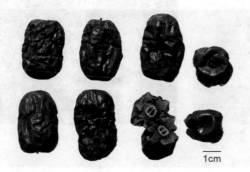

1cm

○ 红枣

293

在历代的诗词歌赋中，常可见到"枣"的字样。如诗句"秋来红枣压枝繁，堆向君家白玉盘"出自宋代的欧阳修。宋代的王安石曾赞美枣树："在实为美果，论材又良木。"枣还进入了神话故事，如《汉武内传》有"七月七日西王母当下，为帝设玉门之枣"的语句。

成语中也常见到"枣"字，"让枣推梨"说的是兄弟般的友爱，"囫囵吞枣"比喻读书时不求甚解。因枣木坚硬如铁，旧时印书多用枣木、梨木刻板等，故有以"祸枣灾梨"比喻滥刻无用的书。

［枣之亲朋］

在香港，我曾多次被问到过这样的问题：大枣和红枣有什么分别？在内地药材市场，大枣和红枣为一物，没有区别，可在香港市场上的确被分作两种商品。经过向行内人士请教，方才解出其中的奥秘。

香港药材市场比较注重传统。过去大枣个头比较小，后来品种多有改良，有的个头相当大，但是作为药，太大的枣反而不好卖。早年商家往往在店铺或小作坊内，对枣按大小分类，个头如常的入药，称为红枣，再将个头大的水煮，窑熏，

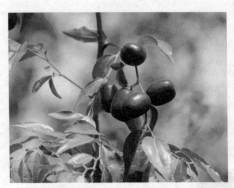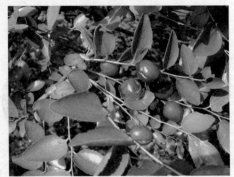

○ 山西的稷山板枣（左）
酸枣（右）

阴干，冠以大枣、乌枣、熏枣等名称，形成了新的商品规格。目前在香港地区，中医师若开大枣，使用的便是这种。日常的餐饮中，大枣还常用于煲汤。

一般认为，红枣性甘温，入脾胃经，可补脾和胃，补气生津，调和营卫。经过炮制后的乌枣偏甘热，入脾胃又能入肝肾经，不似生食鲜枣伤脾，也无红枣多食生痰湿之弊，同时增加了滋补肝肾的功能。现在不少内地的加工厂家应市场需要加工乌枣，除供应港台地区及东南亚外，在内地市场也开始流通。

大枣，从植物学上来看，属于鼠李科枣属 (*Ziziphus*) 植物。该属植物在全世界约有 100 种，主要分布在亚洲和美洲，中国有 12 种。中药大枣是枣 *Ziziphus jujuba* Mill. 的干燥成熟果实。这个学名读起来很拗口，每次在课堂上将这个拉丁学名念出时，同学们都不免发笑，但往往说一次便记住了。大枣一般在北方的干旱地区生长良好，农谚有"旱枣涝梨"之说。李时珍在《本草纲目》中有"大枣南北皆有，惟青（今山东一带）、晋（今山西一带）所出者肥大甘美，入药为良"的评述。

大枣原产中国，以山东、河北、山西和陕西最多，在中国各地栽培过程中形成了上百个栽培品系，果实的形状、大小、颜色和口感均各具特点。著名产品包括山东乐陵的金丝小枣、山西的稷山板枣、太谷壶瓶枣、河南新郑大枣和灵宝大

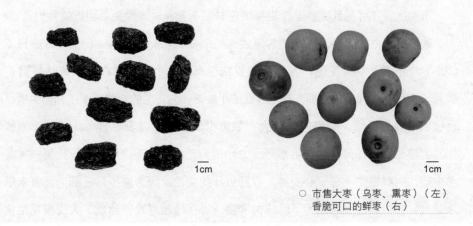

○ 市售大枣（乌枣、熏枣）（左）
香脆可口的鲜枣（右）

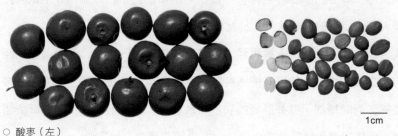

1cm

○ 酸枣（左）
　 酸枣仁（右）

枣、陕北的狗头枣，还有后起之秀新疆的和田大枣等，难以尽数。例如，山西的稷山板枣，虽比新疆、陕北产者小很多，但属于大枣中较好的品系，肉厚，且甜度很高，掰开果肉，可以见到果胶质和糖形成的金黄色丝状物。

我们编著的《中药材鉴定图典》出版后收到很好的反响，还相继出版了日文版和英文版。在日文版翻译过程中，有一个有趣的小插曲：原文以中药界通用的经验术语"枣核艼"来描述野生人参根茎上不定根的形状；但日本译者提出，因为日本没有枣树，日本人大多没有吃过新鲜的大枣或完整的干枣，对枣核是什么样无从所知，所以对"枣核艼"的理解上会感困难。对此词语，我们只得再加详细说明。

市场上，还可见到哪些名带枣字的药材呢？先说说亲缘关系相近的种类。

酸枣，是枣的变种，植物学名为 *Ziziphus jujuba* Mill. var. *spinosa* (Bge) Hu ex H. F. Chow，分布于中国各地，朝鲜和俄罗斯也有。我上大学时在北京八达岭脚下实习，点缀在荆棘丛中的那些绿里透红的小酸枣，为古老的长城增添了勃勃生机，也吸引了我的视线。酸枣的果核大，果肉少而酸涩，口渴时尝上几粒则津液顿生，那感觉胜过任何饮料，可解野外工作的劳乏。酸枣干燥成熟种子是另一味著名中药，叫酸枣仁，有宁心安神，养肝敛汗的功效。因为酸枣仁在临床上需求越来越大，野生品已经满足不了临床的需要，现在陕西等地已建成了大规模规范化的种植基地。

拐枣，是鼠李科枳椇属植物北枳椇 *Hovenia dulcis* Thunb.、枳椇 *H. acerba* Lindl. 和毛果枳椇 *H. trichocarpa* Chun et Tsiang 的肉质果序，可生食，民间也用来浸制拐枣酒，饮后可驱风湿。其干燥成熟种子入药，称为枳椇子，有止渴除烦，清湿热，解酒毒等功效。

再来说说亲缘关系较远的种类。

黑枣，是柿科植物君迁子 *Diospyros lotus* Linn. 的果实，成熟后由橙色变为紫黑

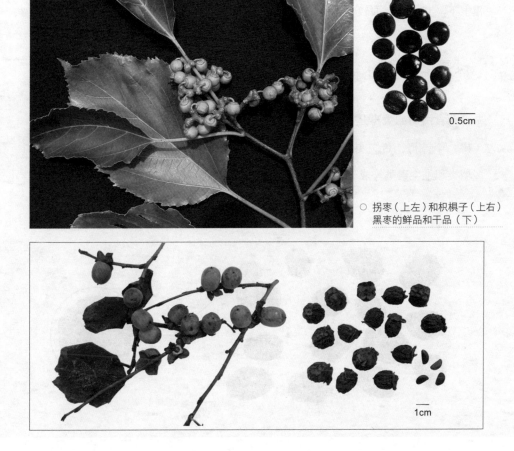

○ 拐枣（上左）和枳椇子（上右）
黑枣的鲜品和干品（下）

0.5cm

1cm

色，有清热止渴的功效。黑枣味甘微涩，味道很似柿子，有多个侧扁的长圆形种子。植物亲缘关系上黑枣与柿子本是一对兄弟，但看上去个头差别很大。

广枣，是漆树科植物南酸枣 *Choerospondias axillaris* (Roxb.) Burtt et Hill 的果实。核果矩圆形，黄熟可食，干后带棕色，有凹坑，核坚硬，断面有五室，各有种子一枚。因全果似枣而味酸，故在华南亦有酸枣之名。又因果核先端有 5 个孔眼，有五眼果之称。广枣有行气活血，养心安神，消积，解毒的功效。

椰枣，是棕榈科植物海枣 *Phoenix dactylifera* Linn. 的果实，又名波斯枣、伊拉克蜜枣，有益气补虚，消食除痰的功效，主产于中东地区和地中海地区。因为当地的昼夜温差很大，椰枣含有的糖分很高，与我们平日见到的蜜饯大枣的甜度不相上下，其果核表面较为光滑。

［枣之药用］

药食两用的大枣是中国人再熟悉不过的食物之一。自古以来枣就被列入五果（桃、李、梅、杏、枣）之中。大枣的营养物质十分丰富，含有机酸、三萜类、多糖类和维生素类等成分。现代药理研究表明，枣具有增强免疫，改善造血功能，

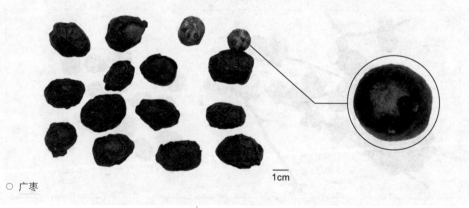

1cm

○ 广枣

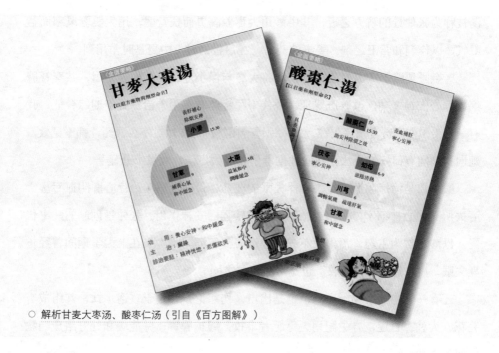

○ 解析甘麦大枣汤、酸枣仁汤（引自《百方图解》）

抗衰老，保肝，抗肿瘤等作用。

大枣可鲜食，也可干吃，还可加工成醉枣、脆枣、蜜饯等。端午北方的粽子、中秋的枣泥月饼、过年的八宝粥、年糕等应节食品中更少不了枣。此外，现在以枣为原料生产的保健养生产品数不胜数。

大枣是常用中药，《神农本草经》将大枣列为上品。其性味甘平，具有健脾益气，养血安神，缓和药性的功效。《素问·五常政大论篇第七十》谓："脾其畏风，其主口，其谷稷，其果枣……"李时珍的《本草纲目》也记述："枣为脾之果，故脾病宜食之。"在中国很多地区都有妇人坐月子时以枣补气血的用法，还有不少人在日常生活中爱吃枣。俗话说，一日食三枣，百岁不显老。我也有每日吃上几个大枣的习惯，希望能借此受益。

《伤寒论》和《金匮要略》两书用大枣的复方共计58条。《伤寒论》桂枝汤被称为张仲景的群方之冠，其中妙用大枣养脾胃而扶营弱，用生姜驱风寒而益卫气，以作调和营卫之剂。姜枣的药对，在后世的时方中更是时常用到。

《金匮要略》中有甘麦大枣汤，将大枣与浮小麦、甘草配合使用，共奏补脾气，养心安神之功，改善脏躁证。现代中医将此方多用于治疗更年期综合征。我有一位美国友人曾受情绪失控、失眠惊悸等困扰，她服用过不少西药，都不见效。她向我询问有何好的办法，我向她推荐了甘麦大枣汤，效果十分显著。

酸枣仁是治疗阴血不足、心悸失眠的要药，最适合用于治疗心肝阴血亏虚，心失所养的心神不宁，生用或微炒用均有较强的安神作用。张仲景创制的酸枣仁汤，以酸枣仁为主药，治虚烦不眠、心悸盗汗等证。我本人在上大学期间曾经长期失眠，后来症状得以改善，也是拜酸枣仁之赐。

还有一个中药方剂十枣汤，也是出自《伤寒论》，用于攻逐水饮。其组成有芫花、大戟、甘遂，方中配用大枣肥者十枚，顾护脾胃，并能缓和处方组成药物的峻烈之性。

> 古代处方中多用钱或两来表示药量，大枣用量却以枚来描述，少则三枚，多则十余枚。我们知道，圆的直径大一倍，体积可大出八倍。一枚新疆和田大枣可比其他一些品种的枣要重几倍。因此，规范化用药还是宜以克为单位。

后记

忆恩师

老师走了，您急匆匆地走了。三个月前八十大寿欢宴上您还是那样的精力充沛；一个月前您虽身卧病榻，但当与学生谈论起《澄清香港中药混乱品种》的书稿时，您仍是那样地兴致勃勃。仿佛一切就在昨日，一切还在眼前。

老师走了，您静静地走了，静得走前没有留下片语只言。其实您一生为后人留下的太多，您的遗愿，弟子心里完全明白：您一生为实现"药无重名惠万家"的理想而呕心沥血，这未竟的事业，我们一定努力做好，努力在香港搞出个无混乱品种的实验园，让您宽慰九泉。

老师走了，您永远地走了。您以工作为乐，辛勤劳碌一生，醉心研究是您的养生之道。了解这些，学生平日并不劝您休息，此刻请让我说一声，敬爱的老师请您好好休息吧！

老师走了，您微笑地走了。您一生豁达，总是考虑别人，从不考虑自己。您病中对同道的问候，我已经一一转达；您弥留之际，怕影响我的工作，摆手示意师母不让我回来，但我还是忍不住赶回来看上您最后一眼。

灵堂前，望着您那熟悉的面容，一段段往事又在脑海浮现……

"天地君亲师"，是中华民族传统观念中要报答的五种恩德。从师谢宗万教授，我对师恩浩荡感受尤深。

我拜师在谢老门下二十余年，是老师引领我进入了中医药的科学殿堂，学会了选题、科研、读书、做人。谢老高尚的人品，严谨的治学作风，更是我终身受用不尽的财富。

严师之鞭

凡见过谢老的人，无不对他那爽朗的笑声与慈祥的面容留下深刻印象。殊不知，谢老在做学问上却是一丝不苟、严肃认真的，对学生也是非常严厉的。

1982 年春，我大学毕业考入了中国中医研究院攻读硕士研究生。在此之前，跟随谢老师做进修生或研究生的已有几人，仲铠、家林、金生几位大师兄，个个出类拔萃。而我是个刚出校门的学生，一切得从头开始。从本草考证、植物分类到显微鉴别，样样都要老师手把手地教，记得当时一篇综述脱稿，常常是老师用红笔圈改的地方比我原稿的黑字还多；大到谋篇布局，小到标点符号，处处浸透着老师的心血。几年下来，在师兄弟中，让老师操心最多、受益最大的应当数我了。

谢老为人很谦逊，从不摆大专家的架子。他擅长本草学研究，除倾心传授平生所学之外，还鼓励学生博采众家。在选修硕士课程时，他为我联系了当代名家马继兴教授、楼之岑教授、诚静容教授，并鼓励我学好外语，这些都奠定了我的专业基础。

谢老对学生是严格有加的。他规定，不论在哪里上课，研究生的考试成绩不得低于 80 分。我当时最不喜欢的一门课程是显微鉴别，并曾产生蒙混过关的念头。一次老师把我叫到他的办公室，强调"取法于上，仅得为中；取法于中，故为其下"的道理，这语重心长的训导情景，至今仍时常在我眼前浮动。老师的高标准严要求，使我学有长进。20 年后当我应邀主持编著《中华人民共和国药典：中药粉末显微鉴别彩色图集》时，想到我当时的"叛逆"，更加体会到我遇到的是能点石成金的名师。

谢老在学术上从不敷衍，对自己的学生、对来访者都有求必应，认真对答。

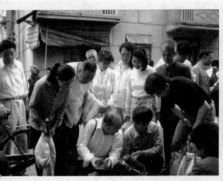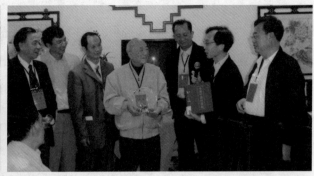

○ 1990 年作者随恩师在广西靖西民族药市调查（左），谢老与众弟子欢聚一堂（右）

老师日常工作十分繁忙，还兼有不少行政职务，我不忍心占用老师的宝贵时光。幸好我的实验室在老师办公室隔壁，便时常利用早上帮老师打开水的机会，将自己遇到的问题向老师讨教一二。记得我在日本留学期间，有一次谢老师来东京参加中日生药合作谈判，我向他讨教外来民族的称谓问题，谢老当时作了简要的解释，回到北京后他又专门回信详加说明。

跟随谢老工作，可以感受到一种无形的压力，这来自他孜孜不倦、身先士卒的工作作风。另一方面，跟随谢老工作，感觉不到任何框框，因为谢老对学生是放手的。

1983 年春始，老师放我在外闯荡了三个月，在中国大地转了两圈去调查药用辛夷资源与收集实验材料。出发前，他没有给我介绍任何个人关系，任凭学生去闯出自己的路，从实践中学习。

1985 年，中药研究所接受了世界卫生组织委托，承担《中国药用植物》(*Medicinal Plants in China*) 一书的编著，我那时刚刚毕业，常见药用植物还认不全，却被推到了第一线。在老师的推荐下，我和摄影师海鸣一起，用了约两年时间，从天山到海南，跑遍了大江南北的药材产区。在完成任务的同时，也锤炼了自我。虽说日后我也独自完成和主编过一些书籍，但在老师指导下完成的这第一本书，是我事业上的一块重要基石。

303

这些年来，从第一篇论文发表，到后来获得国家级奖励，再到今天登上国际中医药舞台，我事业上的每一点进步，无不凝聚着导师的心血。让学生出头露面，自己默默无闻甘为人梯，便是老师的写照。虽说我在外学习、工作多年，远离故土，恩师的谆谆教诲和那支无形的教鞭，一直在励我向前。

慈父之爱

在 20 世纪大变革的 80 年代初期，我的不少大学同学都在寻找新的人生定位，而我一直能留在中药研究领域，是导师在帮我把握航向。

1985 年，我通过了国家教委英文出国考试，得到了一个去法国留学的名额。在国门开放之初，能去巴黎留学，令当时还年轻的我兴奋不已。但此刻谢老师却出面劝阻了，他鼓励学生根植华夏，弘扬岐黄。老师说，除了中国，日本是研究中医药最多的地方。他鼓励我东渡扶桑，从而决定了我的专业发展之路。不久以后，经老师推荐，我到东京药科大学进修，在日本著名的生药学家下村裕子教授门下深造。后来我在全院众多的赴日进修生中第一个拿到了博士学位。

老师对学生的关爱，除了事业上，在生活上也是无微不至，充满着慈父之情。80 年代，北京的住房十分拥挤，年轻人常常已结婚育子，尚无安家之处。为使学生无后顾之忧安心工作，老师专门打报告给所里、院里的领导，要求解决学生婚后住房问题。而老师对自己家中住房拥挤的问题，则只是默不作声地等待组织分配。

在我远离故乡，在海外发展的十几年中，与恩师之间的联系从未间断，一直从老师那里汲取知识的营养与人生的智慧。在国外每当收到老师的来信，总是一股暖流涌上心头。老师厚厚的一叠亲笔信，我都完好地珍藏着。后来电话与电子邮件联系方便多了，更可从老师那里不断得到函授指导。

谢老十分理解海外游子的思乡之情，知道我喜欢吃山楂，每次见面，总是捎来一些北京特产果丹皮。有一次老师来东京，还捎来了我喜爱的全套《三国演义》连环画。

谢老平易近人、慧睿幽默，不但能诗善文，妙手丹青，还是象棋高手。一次春节联欢会上，老师诙谐地道出十几条中药谜语，如偷梁换柱——木贼，牧童——牵牛子，一时间研究室内充满了欢声笑语。沾专业的光，我答对了好几条，第一次从老师手中获得一份奖品。

　　谢老有着宽阔的胸襟，乐观地对待人生与困难。1992 年 11 月，他从日本回北京没两天，就前去云南的西双版纳和老挝，调查药用血竭资源，当时已是古稀之年的他，不幸染上了恶性疟疾。此事牵动了海内外朋友们的心，学生更是焦虑万分，我几次打电话到医院，当再次听到那熟悉洪亮的声音时，我再次被老师"病房学步从头迈"的顽强精神而感动。

　　1995 年，我们三位留日学子的代表应邀回国讲学，并受到中国政协副主席宋健的接见宴请。席间，宋健副主席请我院院长作陪，称赞我院的外事工作营造了留学人员回国服务与为国服务的良好环境。我在汇报中也提到，联系我最密切的纽带是我与谢老的这段师生情。

　　看到学生的成长，老师有着发自内心的欣喜，特赐我一幅题字："融汇古今中外，勇于突破创新。"老师的墨宝是对我的激励与鞭策，也是我一生的座右铭。

　　2001 年，老师应邀来香港讲学，《香港经济日报》以"三代同堂的师生关系，要把家风传承"为题出了专版。应当说，一位好老师组建的团队就是一个好家庭，在谢老师生这个大家庭里，从来没有家长作风，老师提倡的是"三人行，必有我师"。由恩师树立的这种良好的家风，弟子们将承接下来，传递下去。

　　2003 年第十二届中国本草学会年会在中山市举行，老师同师母光临。弟子绕膝，欢庆一堂，共庆谢老从事中药研究 60 载。金生学兄执笔的对联道出了弟子们对恩师学问及人品的深切崇敬与爱戴之情："志随神农，攀越岭崖，本草穷源建伟业；心同板桥，淡泊名利，杏林成蹊继高风。"